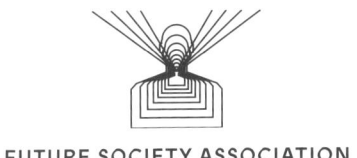

FUTURE SOCIETY ASSOCIATION

Stephan Sigrist

SLOW PANDEMICS

Zur Neugestaltung des Alltags im kommenden Zeitalter der Krankheiten

NZZ LIBRO

FUTURE SOCIETY ASSOCIATION
Think Tank W.I.R.E.

SLOW PANDEMICS

INITIALISE   Das Ende des traditionellen   6
                Gesundheitssystems

UNDERSTAND   Wie der Alltag unsere   16
                Gesundheit definiert

ANTICIPATE   Ausblick auf die neue   62
                Normalität des täglichen
                Lebens

▶ Inhalt

CONNECT	Gesundheit im Zeitalter der Krankheiten	76
BUILD	Neudefinition der Lebensqualität im Alltag	114
APPENDIX		136

Initialise

DAS ENDE DES TRADITIONELLEN GESUNDHEITSSYSTEMS

Trotz der Fortschritte der modernen Medizin steht unsere Gesundheit mehr unter Druck als je zuvor. Der Grund dafür sind paradoxerweise gerade die Früchte des Wohlstands und der Annehmlichkeiten des modernen Lebensstils mit mehr Convenience, Einfachheit und Sicherheit: preiswerte Nahrungs- und Genussmittel, erschwingliche Mobilität und immer mehr Bequemlichkeit sind das Ergebnis des zivilisatorischen Fortschritts. Gleichzeitig ist dieser Wandel aber auch verantwortlich für eine wachsende Zahl von Krankheiten wie Diabetes Typ 2, Herz-Kreislauf-Probleme und psychische Erkrankungen. Auch die neuen Möglichkeiten des digitalen Lebens offenbaren ihre Schattenseiten in Form von Abhängigkeiten von sozialen Medien oder Streamingangeboten, die neben Bewegungsmangel auch zu psychischen Leiden führen können. Diese Risiken betreffen nicht wie bei anderen chronischen Krankheiten primär die ältere Bevölkerung, sondern zunehmend junge Menschen. Es sind langsame Pandemien, die, bedingt durch unseren veränderten Lebensstil, den Gesundheitszustand der Menschen rund um den Globus in zunehmendem Ausmass prägen – in einer Dimension, die weit über eine durch Viren ausgelöste Pandemie hinausgeht. Diese alltäglichen Gesundheitsrisiken stellen das derzeitige Gesundheitssystem mit seinem Fundament aus spezialisierten und in sich geschlossenen Zentren grundlegend in Frage. Mit Blick auf die Zukunft wird ein neuer Fokus auf das tägliche Leben und auf Verhaltensänderungen, ergänzend zu den etablierten medizinischen Behandlungen, erforderlich sein. Vor allem braucht es eine Neubewertung der auf eine Maximierung auf Lebensjahre ausgerichteten Definition von Lebensqualität als Grundlage, um den Bedürfnissen und Herausforderungen des 21. Jahrhunderts gerecht zu werden.

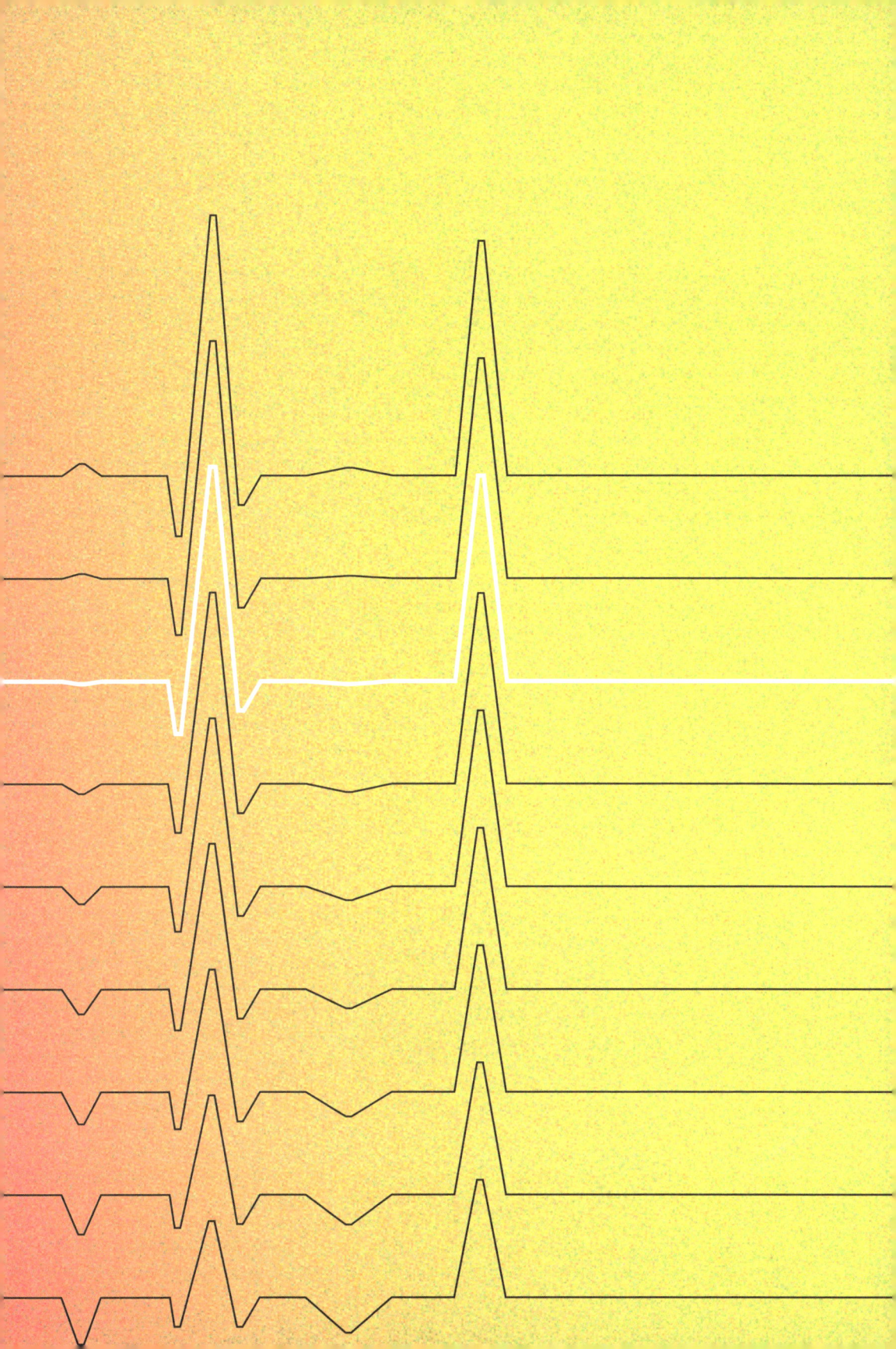

INITIALISE

Mit dem Eintritt in das zweite Jahrzehnt des 21. Jahrhunderts sind Fiktion und Realität verschmolzen. Unzählige Bücher, Studien und Diskussionsrunden hatten das Jahr 2020 als Fluchtpunkt für visionäre utopische oder dystopische Reisen in die Zukunft gewählt. Sie sprachen von einer Zukunft voller technologischer Wunder, in der vollständig autonome Fahrzeuge oder intelligente humanoide Roboter den Menschen unterstützen oder ersetzen, in der Nahrungsmittel oder Organe in 3D-Druckern künstlich hergestellt werden oder in der Menschen Reisen zu anderen Planeten unseres Sonnensystems unternehmen.

Das Jahr 2020 markierte tatsächlich den Beginn einer neuen Realität. Allerdings nicht durch das Eintreffen angekündigter «Moon Shot»-Technologien, regenerierbare Materialien oder erneuerbare Energiequellen, sondern durch eine globale Pandemie, ausgelöst durch ein heimtückisches Virus, das die Menschheit in eine unerwartete neue Normalität katapultierte. Trotz der prognostizierten Szenarien und öffentlichen Zahlen, die auf diese Art von Pandemie-Bedrohung hingewiesen haben, hat das sich schnell ausbreitende und sich verändernde Covid-19 Gesundheitssysteme, Unternehmen und politische Führer weitgehend unvorbereitet getroffen.

Mit Blick auf künftige Herausforderungen kommt es jedoch nicht so sehr darauf an, Schuldige zu identifizieren, sondern darauf, die Mechanismen zu erkennen, die zu dieser Situation geführt haben. Es gilt, Massnahmen auszumachen, die wirklich dazu beigetragen haben, das Virus zu bekämpfen, und dabei einen Ausgleich zwischen öffentlicher und individueller Gesundheit zu schaffen, die Grundsätze einer liberalen Demokratie zu respektieren und wirtschaftliches Wachstum zu ermöglichen.

In diesem Sinne ist es unsere Pflicht, aus den Erfahrungen zu lernen und sie zu nutzen, um uns auf künftige, vergleichbare Herausforderungen vorzubereiten. Einerseits müssen wir lernen, wie wir künftige Pandemien von Infektionskrankheiten verhindern können, die potenziell weitaus gefährlicher sein könnten als Covid-19. Andererseits gibt es andere, möglicherweise noch weitreichendere Bedrohungen für unsere Gesundheit auf der Grundlage einer nächsten Pandemie, die bereits Teil unserer Realität sind.

▼ Das Ende des traditionellen Gesundheitssystems

Diese Bedrohung manifestiert sich bereits seit längerer Zeit in der Form von «langsamen Pandemien». Diese zeichnen sich anders als Corona-Virus nicht durch übertragbare Krankheitserreger wie Viren, sondern durch einen veränderten Lebensstil und ein verändertes Lebensumfeld aus. Diese «nicht übertragbaren Krankheiten» (Non Communicable Diseases: NCDs) sind bereits seit Jahrzehnten global für einen zunehmenden Teil der Todesfälle verantwortlich – ohne viele Schlagzeilen in Zeitungen, ohne öffentliche Debatten in Talkshows und ohne dass die Risiken ganze Industrien lahmlegen.

Aufgrund des systemischen Charakters der NCDs ist eine grosse Anzahl von Menschen chronisch krank, ohne es zu wissen. In der Schweiz, die über ein qualitativ hochstehendes Gesundheitssystem verfügt, leiden derzeit etwa 2 Millionen Menschen von insgesamt 8,5 Millionen Einwohnern zumindest an einer leichten Form von chronischen NCDs. Weltweit schätzt die WHO, dass 41 Millionen Todesfälle pro Jahr auf NCDs zurückzuführen sind – 71 Prozent aller Todesfälle weltweit, 15 Millionen betreffen Menschen im Alter zwischen 30 und 69 Jahren.[1]

Der Hauptgrund für diesen Mangel an Aufmerksamkeit und Handlungsbereitschaft: Es gab im Fall von Corona-Virus im Voraus keine akute Gefahr, nur abstrakte Prognosen ohne wirkliche Alltagsrelevanz – und ohne eine Beschreibung möglicher Folgen für unsere Gesellschaft und die Wirtschaft. Vor 2020 wurden die Warnungen von Risikoexperten und sogar Prominenten wie Bill Gates im Falle einer Viruspandemie als rein hypothetische Bedrohung angesehen. Obwohl es vor nicht allzu langer Zeit mit der SARS-Epidemie im Jahr 2003 oder der Schweinegrippe im Jahr 2009 bereits mehrere Virusausbrüche gegeben hatte. In Bezug auf NCDs gibt es trotz der unterschiedlichen Natur von Virusinfektionen und lebensstilbedingten Krankheiten eine Ähnlichkeit: Der langsame und medial fast geräuschlose Anstieg der Krankheitsfälle verhindert die Wahrnehmung der Gefahr in der breiten Öffentlichkeit, in der Politik oder bei Unternehmen. Die langsamen Pandemien werden immer wieder von kurzfristigen kritischen und sichtbaren Ereignissen überschattet, die unsere Aufmerksamkeit im Alltag absorbieren.

INITIALISE

Inzwischen werden die Folgen der NCDs immer deutlicher. Zum Beispiel in Form der steigenden Zahl von Kindern und Jugendlichen, die an Diabetes mellitus leiden, oder der eindeutigen Zusammenhänge zwischen dem Konsum von Suchtmitteln wie Tabak oder Alkohol und einer geringeren Lebenserwartung. Eine der zentralen Herausforderungen bei dieser Art von «Pandemie» ist jedoch, dass sie nicht zu kurzfristigen statistischen Spitzenwerten führen – und sie nicht zu hohen Klickraten in den sozialen Medien beitragen, zumindest noch nicht. Dies, obwohl die damit verbundenen gesundheitlichen und wirtschaftlichen Risiken die des Covid-19-Virus um ein Vielfaches übersteigen. Eine erste kritische Erkenntnis aus der Corona-Krise liegt folglich sicher darin, sich künftig auf ansteigende Risiken zu konzentrieren, auch wenn sie medial nicht sichtbar sind.

Eine neue Risikolandschaft für Gesundheit

In Anbetracht der sich verändernden Bedingungen unseres Alltags, der Zunahme von «Screentime» bei weniger körperlicher Bewegung, mehr psychischem Druck und der Aussicht, in die immersiven Räume des Metaversums überzugehen, besteht ein klarer Bedarf, die Risiken der lebensstilbedingten Krankheiten anzugehen, bevor sie einen noch grösseren Teil der Weltbevölkerung betreffen. Es gibt diesbezüglich bereits Indikatoren, die Fortschritte zeigen: Zum einen ist das Bewusstsein für eine gesunde Lebensweise in den letzten Jahren deutlich gestiegen, vor allem in den Industrieländern. Zum anderen führen die Möglichkeiten der modernen Diagnostik zu einer besseren Erkennung möglicher Risiken – allerdings auch zu einer zunehmenden Sensibilisierung für Gesundheitsrisiken in unserem Alltag: So vergeht kaum ein Tag, an dem nicht vor den negativen gesundheitlichen Auswirkungen unserer Lebensweise gewarnt wird. Und das aus gutem Grund: Die Verhaltens- und Umweltmerkmale des modernen Lebens haben einen entscheidenden Einfluss auf die individuelle Gesundheit. Trotz Paleo-Diäten, Stehpulten und Achtsamkeits-Retreats sind sie die zentralen Determinanten unserer Lebenserwartung und des Status der globalen öffentlichen Gesundheit.

Die Zahlen sind eindeutig: Die Entscheidungen, die wir treffen – als Einzelne und als Gesellschaft – sind die grösste vermeidbare Ursache für Krankheiten. Als Folge von Stress, hohem Cholesterin-

▾ Das Ende des traditionellen Gesundheitssystems

spiegel und Drogenmissbrauch werden amerikanische Millennials heute voraussichtlich früher sterben als ihre Eltern.[2] Fast die Hälfte aller chinesischen Erwachsenen ist fettleibig.[3] Und die Luftverschmutzung ist weltweit für mehr als 8 Millionen vorzeitige Todesfälle verantwortlich.[4]

Mit Blick auf die nahe und ferne Zukunft zeichnen sich kritische Szenarien ab: Durch fortschrittliche Diagnostik und den Zugang zu medizinischen Daten werden die Zusammenhänge von Gesundheitsrisiken in Lebensstil und Umwelt – von rotem Fleisch bis hin zu Lärmbelästigung – immer deutlicher. Darüber hinaus entstehen neue Risiken als Folge eines sich verändernden Lebensumfelds. Die Digitalisierung verändert nicht nur das soziale Leben, sondern birgt auch neue Gesundheitsrisiken. Soziale Medien, die wie Spielautomaten konzipiert sind, können Abhängigkeiten und Süchte hervorrufen. Smartphones werden durch einen chronischen Anstieg des Cortisolspiegels mit Schlafmangel, verringerter Aufmerksamkeitsspanne und erhöhtem Stresspegel in Verbindung gebracht. Neben der geistigen Gesundheit kann die Technologie auch die körperliche Gesundheit beeinträchtigen, indem sie Sehprobleme, Hörverlust und Nackenverspannungen verursacht. Und dann sind da noch die aufkommenden Umweltprobleme. Die Luftverschmutzung in den Städten wurde als «der neue Tabak» bezeichnet, während das Gesundheitsrisiko von Mikroplastik oder 5G-Strahlung mit Ungewissheit behaftet ist und als Auslöser für öffentliche Unruhe und Polarisierung dient.

Von Heilung zu Kontrolle

Bis heute gibt es keine wirksamen Therapien für die bekannteren Zivilisationskrankheiten, geschweige denn für die Eliminierung der neuen Risikofaktoren. Die Herausforderungen im Umgang mit traditionellen verhaltensbedingten und umweltbedingten Gesundheitsrisiken liegen auf mehreren Ebenen: Zunächst einmal sind viele der lebensstilbedingten Krankheitsbilder komplex und durch die sogenannte «Multimorbidität» gekennzeichnet. NCD-Patientinnen und -Patienten leiden oft an mehreren zusammenwirkenden Krankheitsbildern, die in vielen Fällen nicht mit einzelnen Behandlungen behandelt werden können. Die Zusammenhänge zwischen Verhalten und Gesundheitszustand hat sich auch bei der Corona-Krise manifestiert: So

INITIALISE

hat es sich gezeigt, dass Menschen, die an nicht übertragbaren Krankheiten leiden, anfälliger für schwere Covid-19 – oder Todesfälle waren. Im Vergleich zu Menschen mit gesundem Gewicht haben Menschen mit Übergewicht ein höheres Risiko, eine schwere Covid-19-Erkrankung zu entwickeln, und eine 48 Prozent höhere Wahrscheinlichkeit zu sterben.[5] Folglich wird ein systemisches Verständnis von Krankheiten immer wichtiger.

Zudem greifen viele traditionelle Therapieansätze zu kurz. Zwar können Bluthochdruck oder Diabetes mit Hilfe von Medikamenten effizient und erfolgreich bekämpft werden. Jedoch bekämpfen die sie Symptome, nicht die Ursachen. Folglich steigen die Gesundheitskosten weiter an, die Medikalisierung breiter Bevölkerungsschichten nimmt zu, die zudem von den Langzeitnebenwirkungen des Medikamentenkonsums betroffen sind. Hier geht es vor allem darum, die «Kultur» des Heilens breiter zu fassen, über einen reparativen Ansatz hinaus. Ein gebrochenes Bein kann mit einem Arztbesuch oder einem Krankenhausaufenthalt behandelt und sogar ein Tumor entfernt werden, aber die wirksame Bekämpfung nicht übertragbarer Krankheiten ist ein Bestandteil des täglichen Lebens. Folglich muss sich die Behandlung von Krankheiten, die mit dem Lebensstil zusammenhängen, auf das tägliche Leben – und die Änderung des Verhaltens – konzentrieren.

Und so schliesst sich der Kreis. Die gleichen Mechanismen und Lösungen, die zur Begrenzung der Ausbreitung von Viren angewandt werden, gelten auch für die Bekämpfung von nicht übertragbaren Krankheiten: Verhaltensänderungen. Angesichts der Schwierigkeiten, wirksame und nachhaltige Impfstoffe zu finden, die es für HIV, Ebola oder Hepatitis nicht gibt, ist dies der Schlüssel zur langfristigen Stärkung unserer Gesundheit.

In Anbetracht dieser Herausforderung hinken wirksame Antworten nach. Der Umgang mit verhaltensbedingten Risikofaktoren wird in der Regel dadurch behindert, dass die Öffentlichkeit zögert, die individuellen Wahlmöglichkeiten einzuschränken. Im Fall der digitalen Süchte hat China im Herbst 2021 beschlossen, die Spielzeit von unter 18-Jährigen auf eine Stunde pro Tag zu beschränken. Während solche Massnahmen durchaus in einzelnen Bereichen eine positive Wirkung haben können, führt eine systematische Einschränkung von Freiheitsgraden zu grundsätzlichen Fragen in puncto individuelle Freiheits-

▾ Das Ende des traditionellen Gesundheitssystems

grade. Die Einflussnahme auf umweltbedingte Risikofaktoren hingegen erfordert in der Regel gross angelegte und internationale Reformen, die schwer zu koordinieren oder umzusetzen sind.

Gesundheit im Zeitalter der Krankheit

Gesundheit wird zu einem Bestandteil von immer mehr Entscheidungen im täglichen Leben. Aber wie können wir gesund leben in einer Welt, in der alles krank machen kann? Wie definieren wir Gesundheit und in wessen Verantwortung liegt sie? Und wer sollte die steigende finanzielle Belastung, die damit einhergeht, tragen? Im Vereinigten Königreich wurden Rauchern und übergewichtigen Patienten Operationen – wie Hüft- und Kniegelenkersatz – verweigert, bis sie nachweisen konnten, dass sie ihren Lebensstil geändert hatten. Sollte die Finanzierung einer Behandlung von einer Verhaltensänderung abhängig gemacht werden? Oder müssen wir Lebensqualität neu definieren und uns von der Idee der Lebensverlängerung um jeden Preis verabschieden?

Die weitreichenden Massnahmen als Reaktion auf das Corona-Virus könnten die Akzeptanz für eine umfassendere Überwachung im Alltag erhöhen und damit auch eine neue Grundlage – sowohl technisch als auch kulturell – für den Umgang mit den Risiken langsamer Pandemien schaffen. Gleichzeitig stellen sich weitreichende Fragen hinsichtlich des Datenschutzes und der technischen und organisatorischen Machbarkeit des Aufbaus einer funktionierenden Echtzeitdatenbank zum Gesundheitszustand der Bevölkerung. In jedem Fall ist mit den Erfahrungen der Corona-Krise klar geworden, dass eine übergreifende, international abgestimmte Strategie von grundlegender Bedeutung ist – ungeachtet einer primären und unmittelbaren Reaktion, die sich auf nationale und regionale Lösungen konzentriert.

Digitale Technologien von Verhaltensanalysen bis zu Navigationshilfen bieten einen wichtigen Baustein für einen differenzierteren, präventiven und personalisierten Ansatz im Umgang mit Gesundheitsrisiken im 21. Jahrhundert. Umso wichtiger ist es, sich auf die daraus resultierenden Innovationen in der Medizin, bei Konsumgütern und in der öffentlichen Politik zu konzentrieren. Umso mehr gilt es, die entsprechenden gesellschaftlichen, technologischen und ökonomischen Grundlagen zu schaffen, die es uns ermöglichen,

INITIALISE

das Gesundheitsverhalten zu steuern, sodass die Würde und Autonomie des Einzelnen gewahrt und gestärkt wird.

Aus einer gesamtheitlichen Perspektive geht es nicht nur um die Mittel und Massnahmen zur Abwendung von Gesundheitsrisiken. Es geht darum, ein angemessenes Gleichgewicht zwischen individueller Freiheit und gesellschaftlicher Sicherheit zu definieren. Lebensqualität so zu konzeptualisieren, dass Gesundheit und Vergnügen als koexistierende und nicht als gegensätzliche Werte verstanden werden können. Im Kern geht es um nichts Geringeres als um die Transformation des krankheitsorientierten, zentralisierten Gesundheitssystems des 20. Jahrhunderts in ein präventions- und alltagsorientiertes «Life-Care-System» für das 21. Jahrhundert.

Diese Publikation soll dazu beitragen, die seit Langem notwendige öffentliche Debatte anzustossen und einen öffentlichen Dialog zu initiieren. Dies mit aktuellen und zukünftigen Akteuren, die einen Einfluss auf unsere Gesundheit haben. Dies betrifft nicht primär Krankenhäuser, Pharmaunternehmen und Versicherungen, sondern alle Sektoren, die unser tägliches Leben beeinflussen.

Das nächste Kapitel skizziert die künftigen Herausforderungen, die unsere Gesellschaft mit Blick auf die neuen Pandemien prägen werden. Im folgenden Kapitel werden die künftigen Rahmenbedingungen unseres Alltags definiert und mit übergreifenden Thesen zu den Folgen der NCDs für Wirtschaft und Gesellschaft verknüpft. Das Dokument schliesst mit Empfehlungen für Handlungsfelder, die im Umgang mit den langsamen Pandemien angegangen werden – dies mit einem vertieften Fokus auf die zentrale Rolle der Unternehmen.

Dieses Buch ist ein Projekt der Future Society Association (FSA). Eine Initiative, die vom Think Tank W.I.R.E. ins Leben gerufen wurde, um die Gesellschaft in den Mittelpunkt der Innovation zu stellen und die ganzheitliche Verantwortung privater und öffentlicher Akteure als Teil eines langfristigen und nachhaltigen Wirtschaftswachstums zu stärken. Aus diesem Grund möchten wir den FSA-Partnern für ihre Unterstützung danken. Ausserdem möchten wir Josseline Ross für ihren Beitrag zur Entwicklung und Realisierung dieser Publikation danken.

▼ Das Ende des traditionellen Gesundheitssystems

Wir wünschen Ihnen ein gesundes Lesen! Und vergessen Sie nicht, gelegentlich Ihren Rücken zu strecken und ausreichend Wasser zu trinken, um Ihr Gehirn in Schwung zu halten. Verzichten Sie jedoch nicht auf alle potenziell ungesunden Belohnungen. Als Langstreckenläufer mit einer hohen Lebenserwartung haben Sie es verdient, sich gelegentlich etwas zu gönnen.

Understand
WIE DER ALLTAG UNSERE GESUNDHEIT DEFINIERT

Die individuelle Gesundheit wird durch ein komplexes Geflecht von Wechselwirkungen zwischen genetischen, verhaltensbedingten und umweltbedingten Faktoren bestimmt. Sieht man von den (immer noch sehr begrenzten) Möglichkeiten ab, genetische Veränderungen vorzunehmen, liegen die Chancen zur Verbesserung unserer Gesundheit vor allem in den ersten beiden Bereichen. Zu den verhaltensbedingten Risikofaktoren gehört ein breites Spektrum von Faktoren, darunter Über- und Fehlernährung, körperliche Inaktivität bis hin zum Konsum von Zigaretten, psychoaktiven Drogen oder anderen süchtig machenden Gefahren, schlechte Körperhaltung oder unzureichender Schlaf. Umweltbedingte Risikofaktoren umfassen die Exposition gegenüber giftigen Chemikalien sowie Luft-, Licht- und Lärmbelastung. Zusammengenommen sind diese verhaltensbedingten und umweltbedingten Risikofaktoren die Hauptursachen für die wachsende Prävalenz nicht übertragbarer Krankheiten (NCD), darunter Herz-Kreislauf- und Atemwegserkrankungen, Fettleibigkeit, Krebs, Diabetes, psychische Erkrankungen, Erkrankungen des Bewegungsapparats, Allergien, neurodegenerative und degenerative Erkrankungen. Zusammengefasst: Krankheiten, die sich über lange Zeiträume hinweg entwickeln, aber nachweislich schädliche Auswirkungen auf die individuelle und öffentliche Gesundheit haben.

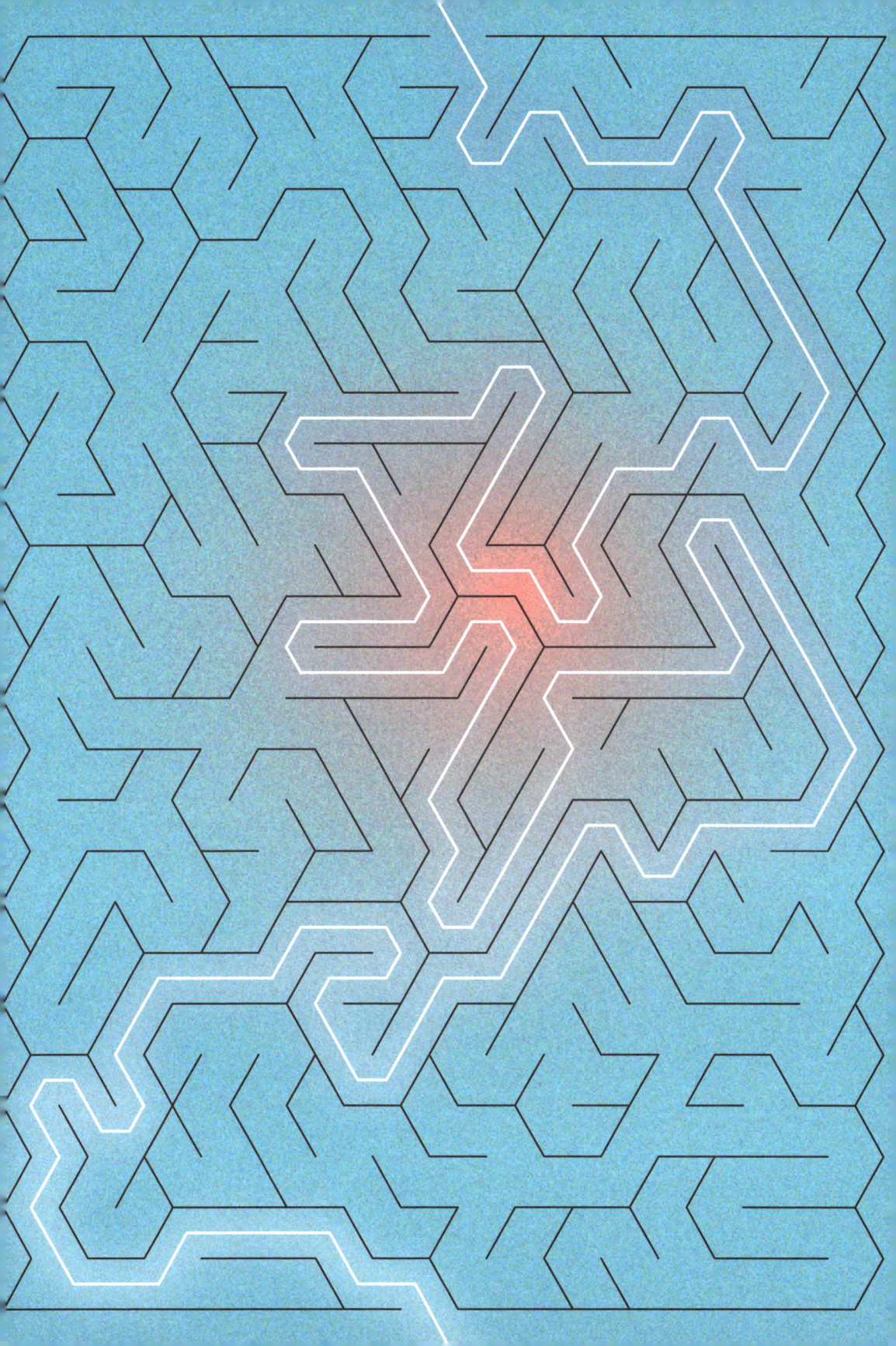

UNDERSTAND

WIE INDIVIDUELLES VERHALTEN UNSERE GESUNDHEIT BEEINFLUSST

Ob Mikrowellengericht oder Quinoa-Salat, ob wir die Treppe oder den Aufzug nehmen, aber auch die Qualität unseres Schlafs, die Zeit am Bildschirm oder die Zeit im Freien – unsere Entscheidungen haben einen entscheidenden Einfluss auf unsere Gesundheit. Ihre – positiven oder negativen – Auswirkungen kumulieren sich im Laufe der Zeit und werden in der Regel erst in ferner Zukunft sichtbar. Bei jeder Entscheidung berechnet ein imaginärer Abakus die Auswirkungen auf unsere Gesundheit und – letztendlich – auf unsere Lebenserwartung.

Geniessen Sie eine gelegentliche Zigarette oder die Bequemlichkeit von vorgekochten To-go-Mahlzeiten, welche einen hohen Mass an Salz, Zucker und gesättigten Fettsäuren aufweisen? Schon steigt die Wahrscheinlichkeit Regelmässige sportliche Betätigung wirkt sich umgekehrt positiv auf die Lebenserwartung aus. Insgesamt lassen sich die Gesundheitsrisiken als direkte Folge des individuellen Verhaltens in elf Kategorien zusammenfassen: Über- und Fehlernährung, körperliche (In-)Aktivität, Zigaretten, psychoaktive Drogen, digitale Geräte, virtuelle Abhängigkeit, Leben in geschlossenen Räumen, Vaping, schlechte Körperhaltung, zu wenig Schlaf und Einsamkeit.

Allerdings gilt es Vorsicht walten zu lassen. Denn die Feststellung, dass Gesundheitsrisiken im individuellen Verhalten begründet sind, ist nicht gleichbedeutend mit der Behauptung, die Verantwortung dafür liege ausschliesslich beim einzelnen Menschen. Es liegt auf der Hand, dass individuelles Verhalten in grössere kulturelle, gesellschaftliche und auch wirtschaftliche Strukturen eingebettet ist. So ist die Fähigkeit des Einzelnen, frei zu wählen, durch mangelnden Zugang aufgrund von Armut, kulturellen Eigenarten oder Sucht und einer Reihe anderer psychologischer oder biologisch definierter Mechanismen, die die individuelle Freiheit untergraben, schlicht begrenzt.

Die ersten vier Kategorien der Risikofaktoren sind für den grössten Teil der Gesundheitsbelastung verantwortlich. So ist etwa ein

▼ Wie der Alltag unsere Gesundheit definiert

Drittel aller Krebserkrankungen auf die Ernährung zurückzuführen, während 80 bis 90 Prozent aller Lungenkrebserkrankungen durch Zigarettenrauchen verursacht werden.[1]

Nachfolgend werden die gesundheitlichen Folgen alltäglicher Entscheidungen eingehender erörtert, indem die Auswirkungen von Ernährung, körperlicher Aktivität, Rauchen, psychoaktiven Drogen, digitalen Geräten, virtuellen Medien und des Lebens in Innenräumen untersucht werden.

UNDERSTAND

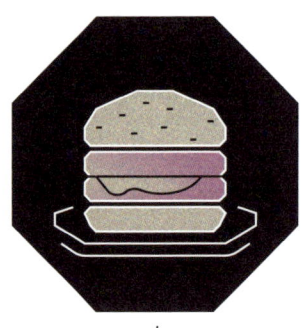

ÜBER- UND UNTER-ERNÄHRUNG

Die Ernährung spielt eine zentrale Rolle bei der Beeinflussung unserer Gesundheit. Ungesunde Ernährung ist Schätzungen zufolge weltweit für mehr Todesfälle verantwortlich als jedes andere Gesundheitsrisiko, einschliesslich des Rauchens. Der weitaus grösste Teil der ernährungsbedingten Krankheiten und frühen Todesfälle weltweit lässt sich auf eine Kombination von nur drei Faktoren zurückführen: hohe Natriumzufuhr, geringer Verzehr von Vollkornprodukten und geringer Verzehr von Obst und Gemüse. Die Kehrseite der Medaille ist, dass eine gesunde Ernährung das Risiko, an Krebs, Diabetes und Herz-Kreislauf-Erkrankungen zu erkranken, aktiv verringern kann. Was als gesund gilt, hängt aber auch von den individuellen Veranlagungen ab. Eine angemessene Kalorienzufuhr muss mit weiteren Faktoren wie Körpergrösse, Grad der körperlichen Aktivität und Alter abgestimmt werden.

EIN BISSEN NACH DEM ANDEREN:
DIE GESUNDHEITLICHEN AUSWIRKUNGEN SUMMIEREN SICH MIT DER ZEIT

Die gesundheitlichen Auswirkungen der Ernährung werden durch das Verhalten eines Menschen über längere Zeiträume hinweg bestimmt. Während politische Massnahmen manchmal dazu neigen, sich auf die Verringerung der Aufnahme bestimmter Komponenten (Zucker, Salz) zu konzentrieren, ist die ausreichende Aufnahme anderer Komponenten (Vollkornprodukte, Gemüse) ebenso wichtig für die langfristige Verbesserung der Ernährungsqualität eines Menschen.

DER PREIS DER BEQUEMLICHKEIT:
DIE FOLGEN VON VERARBEITETEN LEBENSMITTELN

Ein anspruchsvoller Alltag und das Bedürfnis nach Bequemlichkeit erklären die Zunahme von Take-away- und Fertignahrungsmitteln. Letztere enthalten wenig Vollwertkost und werden durch industrielle Verfahren (Salzen, Zuckern, Frittieren usw.) und die Verwendung von Konservierungsmitteln hergestellt. Verarbeitete Lebensmittel sind in der Regel so beschaffen, dass sie die Selbstkontrolle über die Ernährung ausser Kraft setzen und einen übermässigen Konsum fördern.

▼ Wie der Alltag unsere Gesundheit definiert

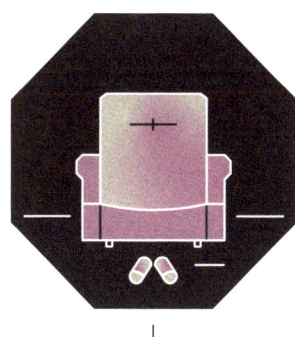

KÖRPERLICHE (IN)AKTIVITÄT

Bewegungsmangel ist weltweit der viertwichtigste Risikofaktor für die Sterblichkeit. Schätzungen zufolge ist mehr als ein Drittel der Erwachsenen weltweit körperlich inaktiv, was für 9 Prozent der vorzeitigen Sterblichkeit verantwortlich ist.[2] Körperliche Inaktivität wird definiert als «keine oder sehr wenig körperliche Aktivität bei der Arbeit, zu Hause, im Verkehr oder in der Freizeit».[3] Sich über längere Zeit nicht zu bewegen, verringert die Durchblutung, senkt den Blutzuckerspiegel und ist mit einem erhöhten Sterberisiko verbunden, unabhängig davon, welche körperliche Aktivität zusätzlich ausgeübt wird. Neben Herz-Kreislauf-Erkrankungen erhöht körperliche Inaktivität auch das Risiko, an Diabetes, Fettleibigkeit, Krebs und Depressionen zu erkranken.

DIGITALE INAKTIVITÄT:
MEHR BILDSCHIRMZEIT, MEHR SITZZEIT

Der Konsum digitaler Unterhaltungsformen von sozialen Medien bis zu Streamingdiensten oder Computerspielen trägt tendenziell zu einem geringeren Mass an körperlicher Aktivität bei. Gleichzeitig werden digitale Hilfsmittel zur Förderung der körperlichen Aktivität eingesetzt, zum Beispiel durch Augmented-Reality(AR)-basierte Spiele oder die Überwachung und Schaffung von Anreizen für körperliche Aktivität.

LANGFRISTIGE EFFEKTE:
WARUM ES NICHT AUSREICHT, INS FITNESSSTUDIO ZU GEHEN

Entgegen der landläufigen Meinung kann tägliches Training die negativen Folgen körperlicher Inaktivität – wie zum Beispiel eine verminderte Blutzirkulation – nicht über einen längeren Zeitraum hinweg ausgleichen. Um dies zu erreichen, braucht es eine regelmässige körperliche Betätigung.

UNDERSTAND

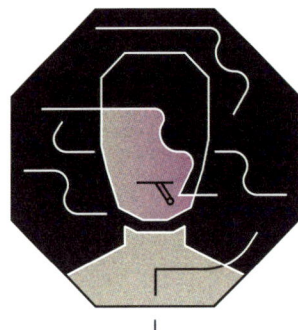

RAUCHEN UND NEUE ALTERNATIVEN

Mehr als 8 Millionen Menschen weltweit und 9500 in der Schweiz sterben jedes Jahr an den Folgen des Rauchens. Damit sind Zigaretten weltweit der zweitwichtigste verhaltensbedingte Risikofaktor für vorzeitigen Tod und körperliche Behinderungen.[4] Zigaretten sind die wichtigste Ursache für Lungenkrebs und ein häufiger Auslöser für Herzerkrankungen und chronische Atemwegserkrankungen. Neben dem direkten Tabakkonsum wird auch die Exposition gegenüber Passivrauchen oder Tabakrauch in der Umwelt mit einem erhöhten Risiko für Krebs und Herzerkrankungen sowie anderen gesundheitsschädlichen Auswirkungen in Verbindung gebracht.

IN RAUCH AUFGEGANGEN:
SUCHT UND BINDUNG VERFLECHTEN SICH

Neben der pharmakologischen Grundlage der Nikotinabhängigkeit hat das Rauchen von Tabak zusätzliche, verstärkende Wirkungen. Im Laufe der Zeit wird die Reaktion auf Nikotin mit emotionalem Wohlbefinden und Genuss verbunden und steigert dadurch das Vergnügen, das auch bei anderen Aktivitäten entsteht.

VAPING-PRODUKTE:
WENIGER RISIKO, GLEICHER SUCHTFAKTOR

In den letzten Jahren wurden mehrere neue Produkte eingeführt, vor allem erhitzte Tabakerzeugnisse und elektronische Zigaretten, die als Vaping-Produkte bezeichnet werden. Ein umfassendes Bild der Gesundheitsrisiken von Vaping-Produkten wird erst dann vorliegen, wenn langfristige epidemiologische Daten erhoben wurden. Unabhängige und staatliche Studien deuten jedoch darauf hin, dass das von solchen Produkten freigesetzte Aerosol einen mit herkömmlichen Zigaretten vergleichbaren Nikotingehalt aufweist, was auf eine ähnliche Wirkung in Bezug auf das Suchtpotenzial hindeutet. Dies immerhin mit deutlich weniger schädlichen Rauchbestandteilen im Vergleich zum Zigarettenrauch. Für einen bisherigen Raucher sind die individuellen Risiken daher höchstwahrscheinlich geringer, als wenn er weiterhin Zigaretten raucht.

▼ Wie der Alltag unsere Gesundheit definiert

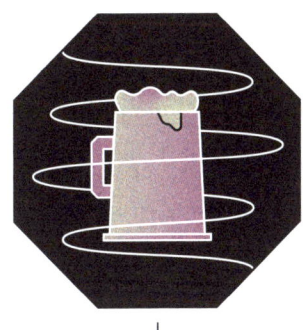

PSYCHOAKTIVE DROGEN

Der Konsum chemischer Substanzen, die eine vorübergehende Veränderung der Wahrnehmung, der Stimmung, des Bewusstseins und des Verhaltens bewirken, ist so alt wie die Menschheit selbst. Zwei der am häufigsten konsumierten psychoaktiven Drogen sind Alkohol und Cannabis. Übermässiger Alkoholkonsum über einen längeren Zeitraum wird mit einer höheren Rate an Schlaganfällen, Herzversagen und einer kürzeren Lebenserwartung in Verbindung gebracht. Darüber hinaus gibt es Hinweise, dass Alkohol die Entwicklung verschiedener Krebsarten und Leberkrankheiten fördern kann. Der Konsum von Cannabis über einen längeren Zeitraum wird mit einem höheren Risiko für Leber-, und Herz-Kreislauf-Erkrankungen und Psychosen in Verbindung gebracht.

RAUCH OHNE FEUER:
DIE NORMALISIERUNG VON CANNABIS

Der Freizeitkonsum und die medizinische Verwendung von Cannabis stossen auf eine wachsende gesellschaftliche Akzeptanz, was sich unter anderem in der zunehmenden politischen Unterstützung für den legalen Konsum in mehreren Ländern zeigt. Als Reaktion darauf nehmen die Investitionen in die industrielle Produktion und Anwendung von Cannabis zu.

ALL WORK NO PLAY:
VERRINGERUNG DES ALKOHOLKONSUMS BEI JUGENDLICHEN

In den meisten westlichen Ländern geht der Alkoholkonsum unter jüngeren Menschen zurück, was manche sogar dazu veranlasst, sie als «nüchterne Generation» zu bezeichnen. In sozial benachteiligten Untergruppen ist der Konsum jedoch nicht rückläufig – manchmal ist sogar eine erhöhte Prävalenz von missbräuchlichem Alkoholkonsum zu beobachten. Wenn der Alkohol in der Leber abgebaut wird, werden die Zellen geschädigt, und es sammelt sich Fett an. Dies kann mit der Zeit zu einer Fettleber und später zu Gelbsucht, Zirrhose und Leberkrebs führen. Regelmässiger Alkoholkonsum erhöht zudem den Eisengehalt im Blut, was ebenfalls zu Leberschäden führen schaden.

UNDERSTAND

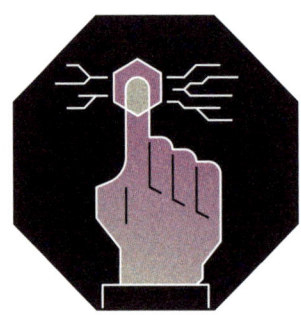

DIGITALE GERÄTE

Die übermässige Nutzung von digitalen Geräten wie Smartphones, Tablets und Computern wird mit verschiedenen psychischen und physiologischen Gesundheitsrisiken in Verbindung gebracht. Zu den letzteren gehören Nacken- und Schulterschmerzen aufgrund anhaltender Körperhaltungen und Funktionsstörungen der Hände aufgrund übermässiger, sich wiederholender Bewegungen. Eine zu häufige Smartphone-Nutzung wird zudem mit einem erhöhten Cortisolspiegel in Verbindung gebracht, was wiederum das Risiko von Bluthochdruck, Fettleibigkeit, Diabetes und Herz-Kreislauf-Erkrankungen erhöht. Der damit verbundene Stress geht einher mit einer Beeinträchtigung des präfrontalen Kortex, einem Gehirnbereich, der für die Entscheidungsfindung, das rationale Denken und die Selbstkontrolle entscheidend ist. Mögliche Folgen sind Schlafentzug und sinkende Schlafqualität.

HUHN ODER EI:
DER ZUSAMMENHANG ZWISCHEN BILDSCHIRMZEIT UND PSYCHISCHER GESUNDHEIT
Die Forschung über die Auswirkungen der «Bildschirmzeit» auf die psychische Gesundheit zeigt schwache Hinweise auf einen Zusammenhang mit Verhaltensproblemen wie Angst, Hyperaktivität und Unaufmerksamkeit sowie einer schlechteren psychosozialen Gesundheit. Es bleibt jedoch unklar, inwieweit diese beiden Faktoren zusammenhängen, da auch psychologische Faktoren wie ein geringes Selbstwertgefühl und der Grad der Extraversion als Prädiktoren für eine problematische Handynutzung ermittelt wurden.

PERMANAENTE ABLENKUNG:
DIGITALE GERÄTE UND SOZIALE INTERAKTION
Die Kommunikation über digitale Geräte wirft die Frage auf, wie sie die Art und Weise beeinflusst, wie wir miteinander umgehen. Einige argumentieren, dass ein Mangel an Kommunikation von Angesicht zu Angesicht die Fähigkeit der Menschen zur Empathie verringern kann (ähnlich wie ein Muskel, der trainiert werden muss, um seine Stärke zu erhalten), während andere befürchten, dass die ständige Präsenz von Smartphones die Qualität der Interaktionen durch ständige Ablenkung beeinträchtigt.

▼ Wie der Alltag unsere Gesundheit definiert

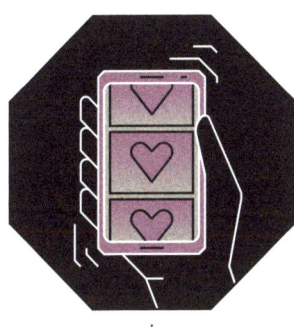

SUCHTERZEUGENDE DIGITALE ANWEND- UNGEN

Soziale Medien und Unterhaltungsanwendungen wie Online-Games sind so konzipiert, dass sie das Verhalten durch Feedbackschleifen und soziale Belohnungen verstärken. Infolgedessen können die Nutzer Anzeichen von Suchtverhalten zeigen, wie zum Beispiel Impulskontrollprobleme oder Entzugserscheinungen. Eine übermässige Nutzung wird ausserdem mit einem geringeren Selbstwertgefühl, einem geringeren Mass an körperlicher Aktivität mit Schlafproblemen und eingeschränkter Entscheidungsfähigkeit in Verbindung gebracht.

Der Schweregrad solcher Verhaltensprobleme und die Frage, ob sie diagnostisch als «Sucht» eingestuft werden sollten, sind umstritten. Statt als eigenständige psychische Störung könnte die Abhängigkeit von sozialen Medien oder Spielen auch als Teil anderer zugrunde liegender psychischer Probleme wie Depression und Einsamkeit verstanden werden.

LUDIC LOOPS:
DIE SÜCHTIG MACHENDE KRAFT DER VORFREUDE

Soziale Medien und andere digitale Anwendungen werden manchmal mit Spielautomaten verglichen, da sie ähnliche Techniken zur Schaffung psychologischer Abhängigkeiten verwenden. Sie halten die Aufmerksamkeit des Nutzers aufrecht, indem sie ein psychologisches Verlangen nach unvorhersehbaren Belohnungen wecken (ein Match, ein Like, ein Nachrichten-Update). Das ständige Angebot potenziell neuer Belohnungen schafft einen sich wiederholenden Zyklus von Unsicherheit, Erwartung und Belohnung.

GEMEINSAM ALLEIN:
SOZIALE MEDIEN UND EINSAMKEIT

Seit der Einführung von Smartphones und sozialen Medien werden negative Auswirkungen auf die soziale Interaktion und das psychische Wohlbefinden befürchtet – insbesondere bei jüngeren Generationen. Tatsächlich deuten Studien in den USA darauf hin, dass die Interaktion von Angesicht zu Angesicht unter Jugendlichen seit 2011 abgenommen hat, während die Nutzung digitaler Medien und das Gefühl der Einsamkeit zugenommen haben.[5] Versuche, die Nutzung sozialer Medien einzuschränken, wurden dagegen mit einem Rückgang der Gefühle von Einsamkeit und Depression in Verbindung gebracht.

UNDERSTAND

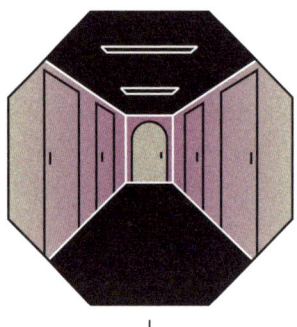

INNENRÄUME

Wir verbringen mehr Zeit in Innenräumen und leben in weniger grünen Wohnumgebungen. Das Leben in geschlossenen Räumen hat mehrere Folgen für die Gesundheit, zum Beispiel verringert die geringere Exposition gegenüber Tageslicht die Aufnahme von Vitamin D. Studien haben gezeigt, dass mehr als 10 Prozent der englischen Kinder in den letzten 12 Monaten nicht in der natürlichen Umgebung waren, während 74 Prozent weniger als eine Stunde pro Tag im Freien verbringen.[6] Dies ist weniger als die UN-Leitlinien für Gefangene vorschlagen. Der Aufenthalt in der Natur auf Grünflächen trägt anerkanntermassen zu Gesundheit und gesundem Verhalten bei, zum Beispiel durch die Senkung des Blutdrucks und des Stressniveaus sowie durch mehr körperliche Aktivität.

BLINDER FLECK:
DIE ZUNAHME DER KURZSICHTIGKEIT

Es wird davon ausgegangen, dass der Rückgang der Zeit, die im Freien verbracht wird, ein wichtiger Faktor für die (erwartete) Zunahme der Kurzsichtigkeit oder Myopie ist. Schätzungen gehen davon aus, dass bis 2050 mehr als die Hälfte der Weltbevölkerung kurzsichtig sein wird.[7] Der Aufenthalt im Freien verringert das Risiko, an Kurzsichtigkeit zu erkranken, durch mehrere Faktoren, am wahrscheinlichsten durch die Exposition gegenüber hellerem Licht.

ALLERGISCH AUF DIE NATUR:
DIE ZUNAHME VON NAHRUNGSMITTEL- UND HAUTALLERGIEN

Der fehlende Kontakt zur Natur wird mit der zunehmenden Verbreitung von Heuschnupfen und einer Reihe von Nahrungsmittel- und Hautallergien in Verbindung gebracht. Die Zunahme von Allergien in den letzten Jahrzehnten ist besonders im Westen zu beobachten. Im Vereinigten Königreich sind inzwischen etwa 7 Prozent der Kinder und in Australien 9 Prozent der Kinder von Lebensmittelallergien betroffen.[8]

▼ Wie der Alltag unsere Gesundheit definiert

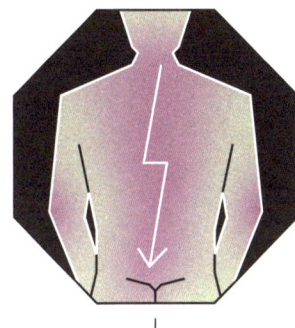

SCHLECHTE HALTUNG

Ob wir nun am Schreibtisch sitzen, auf unser Telefon schauen oder auf der Couch hängen – unsere täglichen Aktivitäten werden oft in Haltungen ausgeführt, die für unseren Nacken, unseren unteren und oberen Rücken potenziell schädlich sind. Wenn sich die Wirbelsäule nicht in ihrer neutralen Position befindet, spannen sich bestimmte Muskeln an und verkürzen sich, während andere sich verlängern und schwach werden. Mit der Zeit kann dies zu einer Fehlstellung des Bewegungsapparats führen, die Beweglichkeit verringern, den Druck auf die Wirbelsäule erhöhen und Nacken-, Schulter- und Rückenschmerzen verursachen.

AUSSITZEN:
NICHT BEWEGEN ALS NORM

Die meisten unserer Arbeits- und Wohnumgebungen sowie unsere Verkehrsmittel erleichtern und fördern das Sitzen. Ausserdem wird das Sitzen auf kultureller Ebene mit tugendhaften Charaktereigenschaften wie Geduld, Gehorsam und Konzentrationsfähigkeit in Verbindung gebracht. Doch langes Sitzen belastet die Wirbelsäule und verkrampft die Hüftbeuger, was zu Rückenschmerzen und einer Schwächung der Knochen (Osteoporose) führen kann.

WECKRUF:
TEXTHÄLSE UND WACHSENDE HÖRNER

Bei sitzender Arbeit wird der Nacken oft in einem Winkel gebogen, der die Wirbelsäule belastet. Dies kann zu Spannungen führen, die Steifheit, Schmerzen und Kopfschmerzen zur Folge haben können – manchmal auch als «Texthälse» bezeichnet. Es wird sogar behauptet, dass eine längere Haltung mit nach vorne geneigtem Kopf das Knochenwachstum im unteren Teil des Schädels, direkt über dem Nacken, anregen kann. Dies wurde von einigen Nachrichtenagenturen als Beweis dafür aufgegriffen, dass Mobilgeräte die Ursache dafür sind, dass jungen Menschen «Hörner» aus dem Schädel wachsen.[9]

UNDERSTAND

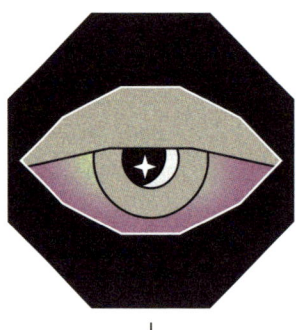

SCHLAFMANGEL

Ausreichend Schlaf ist für die menschliche Gesundheit unerlässlich. Allerdings schläft nur ein Drittel aller Erwachsenen in der westlichen Welt ausreichend nach den von der WHO festgelegten Standards.[10] Wenn man gewohnheitsmässig weniger als sieben Stunden pro Nacht schläft, verdoppelt sich das Krebsrisiko, der Blutzuckerspiegel gerät aus dem Gleichgewicht und das Immunsystem wird geschwächt.[11] Neben persönlichen Entscheidungen und Vorlieben wird unzureichender Schlaf durch eine Reihe voneinander abhängiger Risikofaktoren auf genetischer, individueller und umweltbedingter Ebene verursacht. Dazu gehören zum Beispiel helles Licht in der Nacht, die Raumtemperatur, das allgemeine psychische Wohlbefinden, der Konsum von Koffein oder eine Veranlagung für Schlafstörungen wie Schlafapnoe oder Narkolepsie.

DIE FALSCHE SEITE DES BETTES:
PSYCHISCHE GESUNDHEIT UND SCHLAF

Psychische Gesundheit und Schlafprobleme beeinflussen sich oftmals gegenseitig. Etwa 75 Prozent aller depressiven Menschen weisen Symptome von Schlaflosigkeit auf. In den letzten Jahren hat sich die wissenschaftliche Aufmerksamkeit verstärkt auf die kausale Rolle des Schlafs bei der Entwicklung psychischer Probleme gerichtet, ebenso wie auf die Frage, inwieweit Interventionen zur Verbesserung des Schlafs die psychische Gesundheit verbessern können.

SCHALTEN SIE DAS LICHT LEISE:
BILDSCHIRME UND SCHLAF

Künstliches Abendlicht verzögert die Freisetzung von Melatonin, einem Hormon, das den Zeitpunkt unseres Schlafes reguliert. Schon geringe Lichtmengen – wie etwa eine Nachttischlampe – wirken sich auf die Freisetzung von Melatonin aus. Besonders empfindlich reagieren wir jedoch auf das kurzwellige Licht, das von LEDs erzeugt wird: das Licht, das von den Bildschirmen kommt, die wir oft kurz vor dem Schlafengehen benutzen. Experimente haben gezeigt, dass LED-Licht vor dem Schlafengehen nicht nur die Melatonin-Ausschüttung verzögert, sondern auch die Gesamtmenge der langsamen EEG-Wellen reduziert, die für die gesamte erholsame Qualität des Schlafs wesentlich sind.

▼ Wie der Alltag unsere Gesundheit definiert

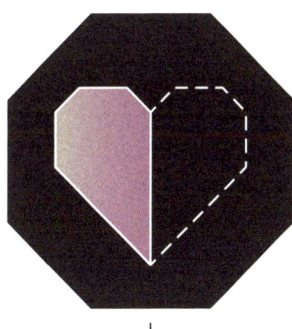

EINSAMKEIT

Interaktionen mit anderen Menschen sind wesentlich für unsere Entwicklung und unser Glück. Die Fähigkeit, in Gruppen zu leben, zusammenzuarbeiten und mit anderen zu interagieren, war entscheidend für unsere Geschichte als Spezies. Aus evolutionärer Sicht steht das Alleinsein im Widerspruch zu unserem Überleben, weshalb der Körper darauf mit der Ausschüttung von Stresshormonen reagiert. Ein strukturell erhöhter Spiegel solcher Hormone wirkt sich negativ auf das Immunsystem aus und erhöht das Risiko von Depressionen oder Schlafproblemen. Einsamkeit wird mit einer Reihe von Gesundheitsrisiken in Verbindung gebracht, die von Depressionen über schlechte Schlafqualität bis hin zum kognitiven Abbau reichen. Schätzungen zufolge erhöht Einsamkeit die Gesamtsterblichkeitswahrscheinlichkeit um mehr als 25 Prozent, vergleichbar mit Risikofaktoren wie Fettleibigkeit.[12]

DIAGNOSE EINSAMKEIT:
SOZIALE ISOLATION BEI ÄLTEREN MENSCHEN

Ältere Menschen sind besonders anfällig für Einsamkeit als Folge sozialer Isolation. Sei es durch eine abnehmende soziale Mobilität, das Ausscheiden aus dem Berufsleben oder den Tod von Ehepartnern und Freunden. Studien deuten darauf hin, dass etwa 50 Prozent aller Personen im Alter von sechzig plus Jahren von sozialer Isolation bedroht sind.[13] Da ältere Menschen in der Regel das Gesundheitssystem stärker in Anspruch nehmen als jüngere, kommt den Gesundheitsdienstleistern eine wichtige Rolle zu. Sie müssen Fälle von sozialer Isolation erkennen und geeignete Massnahmen entwickeln bzw. ergreifen.

TÄGLICHE DOSIS GEMEINSCHAFT:
SOZIALES VERSCHREIBUNGSWESEN

Auf der Suche nach geeigneten Massnahmen gegen soziale Isolation versuchen die Angehörigen der Gesundheitsberufe, nichtmedizinische Unterstützungsmechanismen zu integrieren. Dies wird als «soziale Verschreibung» bezeichnet. Angehörige der Patienten verweisen dabei auf Unterstützungsquellen in ihrer Gemeinschaft, wie zum Beispiel Gartenclubs oder Gruppengespräche. Länder wie Schweden oder Holland weisen bereits beträchtliche Erfolge durch die Einführung sozialer Verschreibung auf.[14]

WIE DIE UMWELT UNSERE GESUNDHEIT BEEINFLUSST

Neben den individuellen Entscheidungen gefährdet auch unser tägliches Lebensumfeld die Gesundheit. Die Möglichkeit, die Welt um uns herum durch technologische Fortschritte zu gestalten, hat zu einem enormen Fortschritt und einem höheren Lebensstandard geführt, aber auch zu einer Umweltverschmutzung in ungeahntem Ausmass. Die Verschmutzung von Luft, Boden und Wasser sowie die Verwendung giftiger Chemikalien sind weltweit bedeutende Risikofaktoren für die Gesundheit und sind für schätzungsweise 16 Prozent aller Todesfälle durch nicht übertragbare Krankheiten verantwortlich.[15]

Das Bewusstsein für die Gefahren in unserer Umwelt entwickelt sich nur langsam und geht einher mit einem breiteren Verständnis für die Zusammenhänge zwischen externen Einflussfaktoren der Umwelt und unserer Gesundheit. Genau wie bei den individuellen Verhaltensrisiken ist das Erkennen eindeutiger Zusammenhänge oft schwierig und erfordert Langzeitstudien, um wissenschaftliche Beweise zu erbringen. Für viele umweltbedingte Risikofaktoren gibt es jedoch Beweise dafür, dass sie bei der Umgestaltung zu einer gesundheitsfördernden Gesellschaft berücksichtigt werden müssen. Dazu gehören nicht nur toxische oder schädliche chemische Verbindungen, die in die biochemische Abläufe unseres Körpers eingreifen, sondern auch bisher unvermutete Aspekte wie die Belastung durch Lärm, mangelnde Grünflächen oder künstliches Licht.

Für ein umfassendes Verständnis der Auswirkungen des täglichen Lebens auf unsere Gesundheit werden die verschiedenen umweltbedingten Risikofaktoren ausführlicher dargestellt. Folgend werden die einzelnen Auswirkungen von giftigen Chemikalien, Aussen- und Innenraumluftverschmutzung sowie der Effekt von Lärm und Licht näher betrachtet.

▼ Wie der Alltag unsere Gesundheit definiert

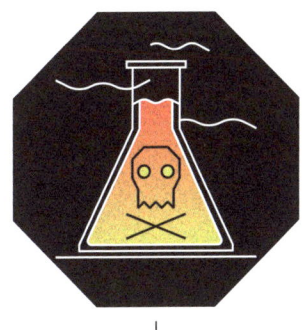

GIFTIGE CHEMIKALIEN

Die Verwendung von künstlichen Chemikalien bei der Herstellung von Konsumgütern birgt gesundheitliche Risiken. Die weit verbreitete Verwendung von Fluortensiden (PFAS) in Konsumgütern führt dazu, dass diesen Chemikalien in der Umwelt vorhanden sind. Die Exposition gegenüber diese Chemikalien wird mit einem erhöhten Risiko für bestimmte Krebsarten, Störungen des Immunsystems, Leberschäden und Hormonstörungen in Verbindung gebracht. Eine hohe Exposition gegenüber, einer anderen Gruppe chemischer Verbindungen, die als Weichmacher verwendet werden, wird mit Gesundheitsrisiken in Verbindung gebracht, die von einer Beeinträchtigung der Fortpflanzungsfunktionen bis hin zu einem erhöhten Asthmarisiko reichen.

RESISTENTE PFAS:
DIE «FÜR IMMER CHEMIKALIEN»

Poly- und Perfluoralkylsubstanzen (PFAS) sind eine Gruppe industriell hergestellter Stoffe, die für eine Vielzahl von Konsumgütern verwendet werden, von wasserfester Kleidung über Regenschirme bis hin zu Lebensmittelverpackungen oder Hautcremes. Da es sich bei PFAS um äusserst stabile chemische Verbindungen handelt, reichern sie sich mit der Zeit in der Umwelt an – auch im menschlichen Körper. PFAS werden mit Leber- und Nierenerkrankungen sowie mit der Entstehung von Krebs in Verbindung gebracht.

WASSERVERSCHMUTZUNG:
DIE VERSTECKTEN GEFAHREN DES TRINKENS

Toxische Chemikalien aus Landwirtschaft, Industrie und Haushalten, die in Süsswasserquellen gelangen, stellen auf verschiedene Weise ein Gesundheitsrisiko dar. Einige Kategorien dieser Chemikalien, wie zum Beispiel persistente organische Schadstoffe (POP), sind resistent gegen natürliche Abbauprozesse und reichern sich in anderen Bereichen wie der Nahrungskette oder der Atmosphäre an, wodurch sie ein zunehmendes Risiko für die menschliche Gesundheit darstellen. Die Exposition selbst gegenüber geringen Mengen von POP können unter anderem zu einem erhöhten Krebsrisiko, Störungen des Hormonsystems und Fortpflanzungsstörungen führen. Eine weitere Art von Wassertoxizität, die in letzter Zeit viel Aufmerksamkeit erregt hat, sind Mikroplastikpartikel.

UNDERSTAND

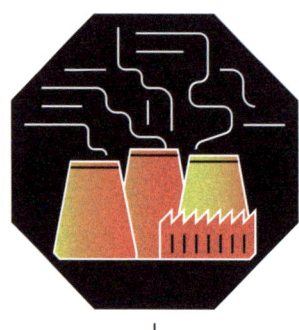

I
AUSSENLUFTVER-SCHMUTZUNG

Als Folge menschlicher und natürlicher Ursachen weist die Atmosphäre toxische Werte verschiedener chemischer Verbindungen auf. Wichtige Ursachen für die Luftverschmutzung sind die Verbrennung fossiler Brennstoffe, chemisch-industrielle Prozesse, die Landwirtschaft und natürliche Quellen wie Vulkanausbrüche. Besonders schädlich ist die Luftverschmutzung dann, wenn sich die freigesetzten Giftstoffe mit anderen chemischen Stoffen in der Luft zu Feinstaub verbinden. Aufgrund ihrer geringen Grösse können Feinstaubpartikel ungefiltert in die Lunge und den Blutkreislauf gelangen. Die Luftverschmutzung durch Feinstaub war im Jahr 2017 für schätzungsweise 3,4 Millionen Todesfälle verantwortlich.[16] Die langfristige Belastung mit Feinstaub gilt als eine der Hauptursachen für die Entstehung von Herz-Kreislauf-Erkrankungen, Lungenkrebs und chronischen Lungenerkrankungen.

EINE GESCHICHTE VON ZWEI STÄDTEN:
LUFTVERSCHMUTZUNG IN URBANEN RÄUMEN

Feinstaub in der Luft entsteht hauptsächlich bei der Verbrennung von Materialien wie Kohle, Benzin, Holz oder Chemikalien in industriellen Prozessen. Die langfristige Exposition gegenüber Feinstaub wird mit Asthma und anderen Atemwegserkrankungen sowie mit einem erhöhten Risiko für Herz-Kreislauf-Erkrankungen in Verbindung gebracht. Sie wird auch mit Entwicklungsproblemen bei Kindern und kognitiven Beeinträchtigungen in Verbindung gebracht. Städte sind typische Feinstaub-Hotspots, wie die Covid-19-Pandemie deutlich gezeigt hat. Da der Verkehr und die industrielle Produktion während der Abriegelungsmassnahmen zum Erliegen kamen, verzeichneten Städte in aller Welt einen raschen Rückgang der Luftverschmutzung.

▼ Wie der Alltag unsere Gesundheit definiert

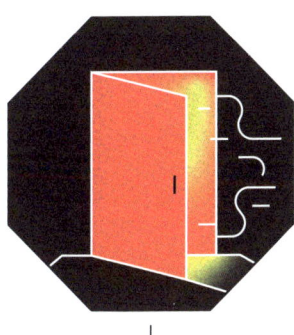

LUFTVERSCHMUT-ZUNG IN INNEN-RÄUMEN

Die Luftverschmutzung in den Innenräumen kann gesundheitliche Risiken bergen. Experimente haben gezeigt, dass das Braten von Lebensmitteln in einer Alltagsküche Feinstaubwerte erzeugen kann, die (vorübergehend) mit denen in Neu-Delhi vergleichbar sind.[17] Die Luftverschmutzung in Innenräumen wird auch durch Chemikalien verursacht, die als flüchtige organische Verbindungen (VOC) bezeichnet werden. Diese Chemikalien werden von einer Vielzahl von Produkten, von Reinigungsmitteln bis hin zu Farben, in die Luft abgegeben. Ein Beispiel ist die Verwendung von Formaldehyd in Baumaterialien wie Sperrholz und Spanplatten.
Es sind weitere Forschungsarbeiten erforderlich, um die genauen Gesundheitsrisiken einzelner VOC und der Luftverschmutzung in Innenräumen im Allgemeinen zu untersuchen.

BLOWIN' IN THE WIND:
LÜFTUNG UND RAUMLUFT-QUALITÄT

Eine wichtige Möglichkeit, die Gesundheitsrisiken der Luftverschmutzung in Innenräumen zu verringern, ist die Gestaltung von Gebäuden mit angemessenen Lüftungsmöglichkeiten. Angeregt durch die jüngste Aufmerksamkeit für den Zusammenhang zwischen schlechter Belüftung und der Ausbreitung von über die Luft übertragenen Viren während der Covid-19-Pandemie, sind Architekten gefordert, neue Belüftungs- und Luftdesinfektionsstrategien zu entwickeln und zu verbessern. Die natürliche Belüftung ist eine der ersten Überlegungen zur Förderung eines effektiven Luftstroms durch Innenräume, der in der Regel durch die Häufigkeit des effektiven Austauschs der Innenluft durch Aussenluft («Luftwechsel pro Stunde») gemessen wird. Die Belüftung hängt jedoch letztlich von der Qualität der Aussenluft ab und kann bei Aussenluftverschmutzung auch zu einer Verschlechterung der Situation führen.

UNDERSTAND

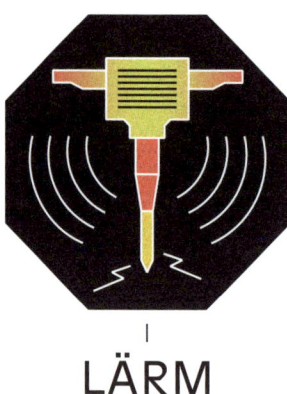

LÄRM

Ob Musik, vorbeifahrende Autos oder ratternde Maschinen auf einer nahegelegenen Baustelle – moderne Lebensräume sind ständig von Lärm umgeben. Die allgegenwärtige Lärmbelastung kann über längere Zeiträume hinweg zu ernsthaften Gesundheitsrisiken führen. Studien zeigen, dass jeder fünfte Europäer schädlichen Lärmpegeln (> 55 dB) ausgesetzt ist.[18] Neben der Beeinträchtigung des Gehörs wird eine langfristige Lärmbelastung mit verschiedenen weiteren physiologischen und psychologischen Reaktionen in Verbindung gebracht, wie Schlafstörungen, Fettleibigkeit, Depressionen und kognitiver Abbau. Die Stressreaktionen bei langfristigem Lärmbelastung sind ausserdem mit einem höheren Risiko für die Entwicklung von Herz-Kreislauf-Erkrankungen verbunden.

GEFAHR IM HINTERGRUND:
DIE AUSWIRKUNGEN VON LÄRM JENSEITS DER OHREN

Lärmbelastung wird mit einer erhöhten Aktivität in der Amygdala in Verbindung gebracht, dem Bereich des Gehirns, der für die Ausschüttung von Cortisol und die Regulierung von Ur-Emotionen zuständig ist. Lärm löst die Ausschüttung des Stresshormons Cortisol aus und macht uns bereit, zu kämpfen oder zu fliehen. Strukturell hohe Cortisolwerte (sprich: Stress) werden mit einem erhöhten Risiko für Herz-Kreislauf- und psychischen Erkrankungen in Verbindung gebracht.

REDUZIERTE FRUCHTBARKEIT:
WIE LÄRM DIE REPRODUKTIVE GESUNDHEIT BEEINFLUSSEN KANN

Auf der Suche nach einer Erklärung für den Rückgang der Fruchtbarkeit bei Männern in vielen westlichen Ländern hat die Wissenschaft die Umweltverschmutzung als Ursache ausgemacht. In Studien mit südkoreanischen Männern wurde bspw. festgestellt, dass die Lärmbelastung über mehrere Jahre hinweg positiv mit Fruchtbarkeitsstörungen korreliert.[19] Die Forscher vermuten, dass ein erhöhter Cortisolspiegel als Reaktion auf Umweltlärm zu einem niedrigeren Testosteronspiegel führt, was wiederum die Spermienqualität beeinträchtigt. Weitere Studien sind erforderlich, um diesen Zusammenhang genauer zu untersuchen.

▼ Wie der Alltag unsere Gesundheit definiert

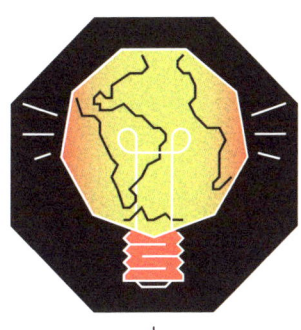

LICHTVER-SCHMUTZUNG

Künstliches Licht in der Nacht ist die Norm, besonders in dicht besiedelten Gebieten. Übermässiges Licht kann jedoch in mehrfacher Hinsicht ein Risikofaktor für die menschliche Gesundheit sein. Es hat sich gezeigt, dass selbst geringe Lichtmengen die Ausschüttung von Melatonin unterdrücken und verzögern, einem Hormon, das unsere innere Uhr («zirkadiane Uhr») reguliert und zur Schlafqualität beiträgt. Eine Störung der zirkadianen Uhr wird mit nachlassenden kognitiven Fähigkeiten, Fettleibigkeit, Herz-Kreislauf-Erkrankungen und Krebserkrankungen in Verbindung gebracht. Rotierende Arbeitszeiten, die auch die Nacht einschliessen, werden als «wahrscheinliche» Ursache für Herz-Kreislauf-Erkrankungen, Depressionen, Fettleibigkeit und Diabetes eingestuft und erhöhen das Risiko, daran zu erkranken.

DIE DUNKLE SEITE DES LICHTS:
HELLE NÄCHTE UND KREBS

Die Exposition gegenüber künstlichem Licht behindert die Freisetzung von Melatonin und damit die Qualität unseres Schlafes. Die Folgen eines verminderten Melatoninspiegels gehen über das Risiko einer gestörten inneren Uhr und damit verbundener Schlafprobleme hinaus. Da Melatonin auch eine krebsvorbeugende Wirkung hat, könnte ein verminderter Melatoninspiegel auch das Krebsrisiko erhöhen.

LICHT UND GEWICHT:
DER ZUSAMMENHANG ZWISCHEN FETTLEIBIGKEIT UND LICHTVERSCHMUTZUNG

Die nächtliche Exposition gegenüber künstlichem Licht und die daraus resultierende Störung der Melatoninausschüttung wird mit verschiedenen Stoffwechselstörungen und -erkrankungen in Verbindung gebracht. Eine wachsende Zahl von Studien deutet darauf hin, dass unser zirkadianer Rhythmus eine wichtige Rolle bei der Regulierung von Stoffwechselprozessen spielt, d. h. bei den Prozessen, durch die der Körper das, was wir essen und trinken, in Energie umwandelt. Studien deuten darauf hin, dass nächtliche Lichteinwirkung das Tagesmuster der Nahrungsaufnahme verändert. Nächtliche Lichteinwirkung kann auch die Fähigkeit des Körpers zur Verarbeitung von Nahrung in Bezug auf die Fettaufnahme und die Zuckerverarbeitung verändern.

MESSUNG DER AUSWIRKUNGEN VON KRANKHEITEN – ADDING YEARS TO LIFE

Um den Einfluss von Risikofaktoren auf Krankheiten zu verstehen, bedarf es einer wissenschaftlichen Grundlage, die es uns ermöglicht, die Risiken zu bewerten und gleichzeitig den Einfluss von Massnahmen zu verstehen. 1993 wurde das «DALY-Konzept» erstmals von der Weltbank im Weltentwicklungsbericht vorgestellt. Mit diesem Konzept sollen die Auswirkungen der verschiedenen Krankheiten auf die Gesellschaft gemessen werden. Es zielt auch darauf ab, die Effizienz von Prävention und Behandlung zu messen.

DALY ist ein Akronym für «disability-adjusted life years» oder «disease-adjusted life years» (übersetzt: behinderungs- bzw. krankheitsbereinigte Lebensjahre). Mit diesem Modell soll nicht nur die Sterblichkeit, sondern auch die Beeinträchtigung eines normalen, symptomfreien Lebens durch eine Krankheit erfasst werden.

Die Autoren haben die Zahl der durch vorzeitigen Tod verlorenen Lebensjahre mit dem Verlust von Lebensjahren aufgrund von Behinderung kombiniert. Letzterer wird ebenfalls als verlorene Lebensjahre, multipliziert mit einem bestimmten prozentualen Wert je nach Grad der Behinderung, berechnet.

Ein besonderer Vorteil des DALY ist, dass er länder- und kulturübergreifend verwendet werden kann. Er misst Gesundheitslücken und beschreibt die Differenz zwischen einer tatsächlichen Situation und einer idealen Situation, in der jeder Mensch bis zu dem Alter, das den Standardwerten für die Lebenserwartung entspricht, bei voller Gesundheit lebt.

Um die Auswirkungen von Krankheiten auf die Gesundheit zu verstehen, verwendet die medizinische Wissenschaft die Konzepte der «mit Behinderung gelebten Jahre» (YLD: years lived with disability) und der «verlorenen Lebensjahre» (YLL: years of life lost). Letzteres misst die vorzeitige Sterblichkeit in Bezug auf die Lebenserwartung der Allgemeinbevölkerung, während YLD die Schwere und die Zeit beschreibt, die jemand mit einer Krankheit lebt.

▾ Wie der Alltag unsere Gesundheit definiert

Die YLD setzt sich zusammen aus der durchschnittlichen Dauer einer Krankheit, multipliziert mit einem «Behinderungsgewicht», das den Schweregrad der Krankheit auf einer Skala von null bis eins darstellt. Die Invaliditätsgewichte werden in der Regel auf der Grundlage von Erhebungen berechnet. Im Rahmen des Projekts Global Burden of Disease (GBD) wird bspw. der Parkinson-Krankheit ein Gewicht von 0,575 zugewiesen.[20] Diese Gewichte werden mit der in diesem Zustand verbrachten Zeit multipliziert, um die mit YLD zu erhalten. Zusammengenommen ergeben YLD und YLL die Gesamtbelastung durch eine Krankheit in Form von DALY.

Der DALY ist ein nützliches Instrument für politische Entscheidungsträger, um die Auswirkungen von Massnahmen zu beurteilen und sie im Hinblick auf andere politische Ziele zu bewerten. Gleichzeitig hat der DALY aber auch seine Grenzen. Erstens reduziert er die Komplexität von Krankheiten auf eine einzige Zahl, was mit einem Verlust an relevanten Informationen einhergeht. Individuelle Präferenzen und Vorstellungen darüber, was Lebensqualität ausmacht, werden nicht berücksichtigt. Darüber hinaus gibt es methodische Probleme, vor allem im Zusammenhang mit der Berechnung der Behinderungsgewichte, die stark subjektiv geprägt ist. Die angewandten Erhebungsmethoden und die Auswahlverfahren der Teilnehmerinnen und Teilnehmer haben einen entscheidenden Einfluss auf die endgültigen Zahlen. Dennoch können die DALY als nützlicher Massstab für das Verständnis der möglichen Auswirkungen der zuvor beschriebenen Risikofaktoren dienen.

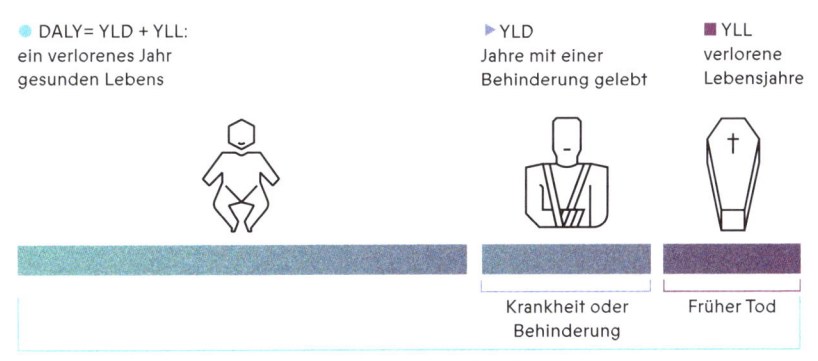

● DALY= YLD + YLL: ein verlorenes Jahr gesunden Lebens

▶ YLD Jahre mit einer Behinderung gelebt

■ YLL verlorene Lebensjahre

Krankheit oder Behinderung

Früher Tod

ERWARTETE LEBENSZEIT

ÜBERBLICK ZU NICHT ÜBERTRAGBAREN KRANKHEITEN

Die Wege, über die verhaltensbedingte und umweltbedingte Risikofaktoren unsere Gesundheit und beeinflussen sich gegenseitig. So können bspw. Industrieemissionen mit Atemwegsproblemen in Verbindung gebracht werden, während die spezifischen Auswirkungen auf die Gesundheit des Einzelnen von der Nähe zur Emissionsquelle, von genetischen Veranlagungen oder von anderen verhaltensbezogenen Risikofaktoren abhängen.

Diese Zusammenhänge machen es oft schwierig, eindeutige Krankheitsursachen zu ermitteln.

Allgemein lassen sich für Krankheitsgruppen von NCDs definieren. Für die die genannten Risikofaktoren eine entscheidende Rolle spielen: Herz-Kreislauf-Erkrankungen, Krebs, Diabetes, chronische Atemwegserkrankungen und psychische Störungen. Sie sind für 70 Prozent der Todesfälle weltweit verantwortlich und stellen somit in allen Ländern eine grosse Herausforderung für die öffentliche Gesundheit dar. Dies gilt insbesondere für Länder mit niedrigem und mittlerem Einkommen. Länder, in denen mehr als 75 Prozent der NCD-Todesfälle auftreten.[21]

Herz-Kreislauf-Erkrankungen sind für die meisten NCD-Todesfälle verantwortlich (17,9 Millionen Menschen jährlich), gefolgt von Krebserkrankungen (9,3 Millionen), Atemwegserkrankungen (4,1 Millionen) und Diabetes (1,5 Millionen). Auf diese vier Gruppen entfallen über 80 Prozent aller vorzeitigen NCD-Todesfälle.[22]

In der Agenda 2030 für nachhaltige Entwicklung der Vereinten Nationen werden nicht übertragbare Krankheiten als eine der grössten globalen Herausforderungen anerkannt. Ziel 3.4 ist es, die Zahl der vorzeitigen Todesfälle durch NCDs bis 2030 durch Prävention und Behandlung um ein Drittel zu reduzieren.

Nach Angaben der Vereinten Nationen bringt jeder US-Dollar, der in die Ausweitung von Massnahmen zur Bekämpfung von NCDs in Ländern mit niedrigem und mittlerem Einkommen investiert wird, der Gesellschaft einen Gewinn von mindestens 7 US-Dollar in Form von mehr Beschäftigung, Produktivität und längerer Lebensdauer.[23]

▼ Wie der Alltag unsere Gesundheit definiert

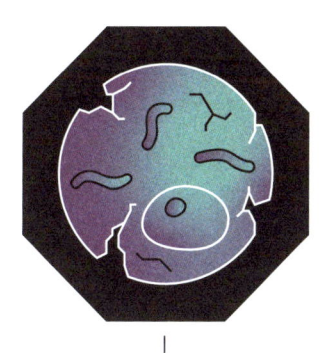

KREBS

Krebs ist weltweit die zweithäufigste Todesursache. Schätzungsweise einer von drei Krebstodesfällen wird durch einen oder mehrere von neun potenziell modifizierbaren Risikofaktoren verursacht, wobei Tabakkonsum der wichtigste Risikofaktor für die Entwicklung von Lungen- und Magenkrebs in Ländern mit hohem Einkommen ist. Studien in Ländern mit hohem Einkommen deuten darauf hin, dass zwischen einem Drittel und zwei Fünftel aller neuen Krebsfälle vermieden werden könnten, wenn Lebensstil und Umweltrisikofaktoren reduziert oder beseitigt würden.[24] Krebserkrankungen entwickeln sich im Laufe der Zeit und korrelieren stark mit dem Alter als Folge der kumulativen Wirkung von Zellschäden: Mehr als 80 Prozent aller Krebsfälle weltweit treten bei Menschen über 50 Jahren auf.[25]

AUSPRÄGUNGEN

- Im Jahr 2020 waren schätzungsweise 18,1 Millionen Menschen weltweit an Krebs erkrankt.[26]
- Die globale Prävalenz ist im Zeitraum 2010–2019 um 26,3 Prozent gestiegen.[27]
- Die häufigsten Arten sind Lungen-, Brust-, Darm-, Prostata- und Hautkrebs.
- Krebs war im Jahr 2019 für 250 Millionen DALYs verantwortlich und die zweithäufigste Todesursache weltweit. Insgesamt gab es im Jahr 2019 10 Millionen krebsbedingte Todesfälle.[28]
- Weltweit war die Inzidenzrate für alle Krebsarten zusammengenommen im Jahr 2020 bei Männern um 19 Prozent höher als bei Frauen.[29]

RISIKOFAKTOREN

- Rauchen ist für 20 Prozent aller Krebstodesfälle weltweit verantwortlich und wird mit mindestens 20 Krebsarten in Verbindung gebracht.[30]
- Zu den zweit- und dritthöchsten Risikofaktoren gehören Alkoholkonsum und ein hoher BMI. Alkohol ist ein Reizstoff, der die Zellen schädigen und die Produktion von krebserregenden Chemikalien im Dickdarm fördern kann. Überschüssige Fettzellen produzieren mehr Östrogen und Insulin, die das Krebswachstum fördern.[31]

UNDERSTAND

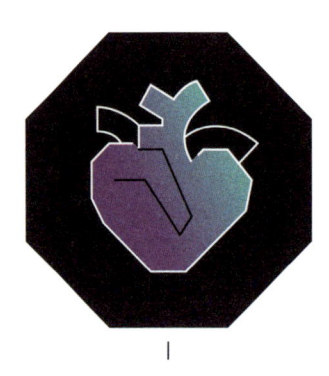

METABOLISCHES SYNDROM

Das metabolische Syndrom umfasst eine Gruppe von Erkrankungen, die das Risiko für Herz-Kreislauf-Erkrankungen und Diabetes erhöhen, nämlich Fettleibigkeit, Bluthochdruck und hoher Blutzucker. Herz-Kreislauf-Erkrankungen umfassen ein breites und vielfältiges Spektrum von Unterformen, darunter ischämische Herzkrankheiten, Herzrhythmusstörungen, zerebrovaskuläre Erkrankungen, periphere arterielle Erkrankungen und Herzversagen.[32] Diabetes ist ein chronischer Zustand mit erhöhten Glucosespiegeln im Blut als Folge einer unzureichenden Verwertung oder Produktion von Insulin. Herz-Kreislauf-Erkrankungen sind weltweit die häufigste Todesursache. Man schätzt, dass einer von drei Todesfällen weltweit auf sie zurückzuführen ist, wobei drei von vier Todesfällen in Ländern mit niedrigem und mittlerem Einkommen auftreten.[33]

AUSPRÄGUNGEN
- Herz-Kreislauf-Erkrankungen sind mit schätzungsweise 17,9 Millionen Todesopfern pro Jahr weltweit die häufigste Todesursache.[34]
- Herz-Kreislauf-Erkrankungen sind verantwortlich für: 40,8 Millionen DALYs pro Jahr, 36,4 Millionen YLLs aufgrund vorzeitiger Todesfälle und 4,5 Millionen YLDs.[35]
- Die weltweite Diabetes-Prävalenz im Jahr 2019 wird auf 9,3 Prozent (463 Millionen Menschen) geschätzt, die bis 2030 auf 10,2 Prozent (578 Millionen Menschen) und bis 2045 auf 10,9 Prozent (700 Millionen) ansteigen werden.[36]
- Die Prävalenz ist in städtischen (10,8 Prozent) höher als in ländlichen (7,2 Prozent) Gebieten und in Ländern mit hohem Einkommen (10,4 Prozent) höher als in Ländern mit niedrigem Einkommen (4,0 Prozent).[37]
- Menschen mit Diabetes haben ein 2- bis 3-mal höheres Risiko für die Gesamtmortalität.

RISIKOFAKTOREN
- Jede zweite Person (50,1 Prozent), die mit Diabetes lebt, weiss nicht, dass sie Diabetes hat.[38]
- Übergewicht ist die wichtigste Einzelursache für Diabetes. Man geht davon aus, dass 80–85 Prozent des Risikos, an Typ-2-Diabetes zu erkranken, auf Fettleibigkeit zurückzuführen sind.[39]

▼ Wie der Alltag unsere Gesundheit definiert

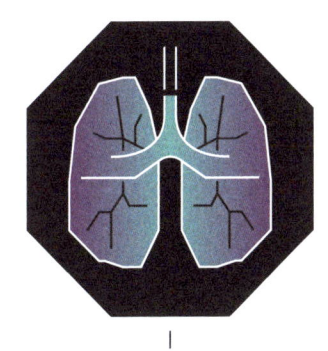

ERKRANKUNGEN DER ATEMWEGE

Atemwegserkrankungen sind Erkrankungen der Atemwege und anderer Strukturen der Lunge. Zu den häufigsten gehören die chronisch obstruktive Lungenerkrankung (COPD), Asthma, berufsbedingte Lungenerkrankungen und Lungenhochdruck. Zu den Risikofaktoren gehören neben dem Rauchen von Tabak auch Schadstoffe in der Aussenluft, Chemikalien am Arbeitsplatz und häufige Infektionen der unteren Atemwege in der Kindheit. Es wird prognostiziert, dass COPD bis 2030 weltweit die dritthäufigste Todesursache sein wird.[40]

AUSPRÄGUNGEN

- Weltweit leiden schätzungsweise 455 Millionen Menschen an einer chronischen Atemwegserkrankung (CRD).[41]
- COPD ist die am weitesten verbreitete chronische Atemwegserkrankung und macht weltweit über 50 Prozent der CRDs aus.
- Die CRDs waren zuständig für 71,1 Millionen YLLs.
- COPD waren für 81,6 Millionen DALYS verantwortlich.[42]
- Chronische Atemwegserkrankungen sind die dritthäufigste Todesursache. Chronische Atemwegserkrankungen waren im Jahr 2017 für 3,9 Millionen Todesfälle verantwortlich, ein Anstieg um 17,8 Prozent gegenüber 1990.[43]

RISIKOFAKTOREN

- Etwa 85–90 Prozent der COPD-Fälle sind auf das Rauchen zurückzuführen. Bei Raucherinnen ist das Risiko, an COPD zu sterben, fast 13-mal so hoch wie bei Frauen, die nicht rauchen; bei männlichen Rauchern ist die Wahrscheinlichkeit, an COPD zu sterben, fast 12-mal so hoch wie bei Männern, die nie geraucht haben.[44]
- Langfristige Exposition gegenüber Luftverschmutzung, Passivrauchen, Staub, Dämpfen und Chemikalien (die oft mit der Arbeit zusammenhängen) kann COPD verursachen.

UNDERSTAND

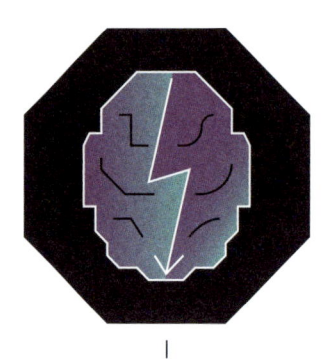

PSYCHISCHE KRANKHEITEN

Psychische Störungen sind eine Gruppe von Krankheiten, die Störungen der psychischen Gesundheit eines Menschen umfassen, darunter Anorexia nervosa, Aufmerksamkeitsdefizit- Hyperaktivitätsstörung (ADHS), Depression, Angststörungen, bipolare Störungen und Schizophrenie. Psychische Störungen treten häufig gemeinsam mit anderen NCDs auf. Risikofaktoren für andere NCDs wie Bewegungsmangel, Rauchen oder schädlicher Alkoholkonsum erhöhen ebenfalls das Risiko psychischer Störungen. Psychische Erkrankungen sind ein Risikofaktor für die Entwicklung von NCDs: Depressionen bspw. verdoppeln das Risiko, eine koronare Herzkrankheit zu entwickeln.[45]

AUSPRÄGUNGEN
- 2019 litten 970 Millionen Menschen weltweit an einer psychischen Störung.[46]
- Für das Jahr 2020 wird die weltweite Prävalenz von Depressionen auf 28 Prozent, von Angstzuständen auf 26,9 Prozent, von posttraumatischen Belastungssymptomen auf 24,1 Prozent und von Stress geschätzt.[47]
- Zwischen 1990 und 2019 ist die weltweite Zahl der DALYs aufgrund psychischer Störungen von 80,8 Millionen auf 125,3 Millionen gestiegen.[48]
- Depressionen und Angstzustände sind die häufigsten psychischen Störungen.
- Weltweit leidet einer von sieben der 10- bis 19-Jährigen an einer psychischen Störung, was 13 Prozent der globalen Krankheitslast in dieser Altersgruppe ausmacht.[49]
- Selbstmord ist die vierthäufigste Todesursache bei 15- bis 19-Jährigen.

RISIKOFAKTOREN
- Psychische Erkrankungen sind das Ergebnis eines Geflechts von zusammenwirkenden Risikofaktoren. Zu den beitragenden Faktoren gehören unter anderem Armut, soziale Ausgrenzung, Gewalt und Isolation.
- Weitere Risikofaktoren sind genetische Veranlagungen, andauernde (chronische) Erkrankungen sowie Alkohol- oder Drogenmissbrauch.

▼ Wie der Alltag unsere Gesundheit definiert

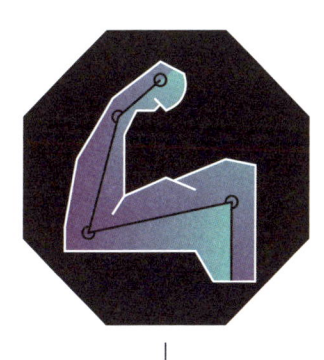

MUSKULOSKELETTALE ERKRANKUNGEN

Muskel-Skelett-Erkrankungen (MSD) sind eine Gruppe von Verletzungen im Zusammenhang mit Muskeln, Nerven, Gelenken und Bandscheiben. Muskel- und Skeletterkrankungen sind in der Regel mit Schmerzen und Einschränkungen bei körperlichen Aktivitäten verbunden und können an verschiedenen Körperstellen auftreten, zum Beispiel im Nacken, in den Schultern, im Rücken und in den Armen. Zu den häufigsten MSD gehören das Karpaltunnelsyndrom, Schmerzen im unteren Rückenbereich und Arthritis, die durch eine alternde Gesellschaft und einen Wandel eines Lebensstils mit weniger körperlicher Aktivität bedingt sind. Muskel- und Skeletterkrankungen verursachen den Arbeitgebern hohe Kosten durch Fehlzeiten, Produktivitätseinbussen und erhöhte Kosten für Gesundheitsversorgung, Behinderungen und Arbeitsunfallversicherung.

AUSPRÄGUNGEN
- Weltweit leiden schätzungsweise 1,7 Millionen Menschen an einer MSD.[50]
- Muskel-Skelett-Erkrankungen sind weltweit die Hauptursache für Behinderungen.
- MSD waren im Jahr 2019 für 570 Millionen prävalente Fälle weltweit und für 7,4 Prozent der globalen YLDs verantwortlich.[51]
- Schmerzen im unteren Rücken und im Nacken sind die beiden häufigsten MSD.
- Weltweit leiden mehr als 350 Millionen Menschen an Arthritis.[52]

RISIKOFAKTOREN
- Mehr als 10 Prozent der weltweiten Belastung durch Muskel- und Skeletterkrankungen stehen in direktem Zusammenhang mit den ergonomischen Bedingungen am Arbeitsplatz, einschliesslich der Arbeitshaltung, extremer Temperaturen und sich wiederholender Momente ohne ausreichende Erholungsphasen.
- Arthritis kann ausserdem durch Fettleibigkeit, Autoimmunerkrankungen, Verschleisserscheinungen eines durch Überbeanspruchung und/oder Gene oder familiäre Vorbelastung verursacht werden.

UNDERSTAND

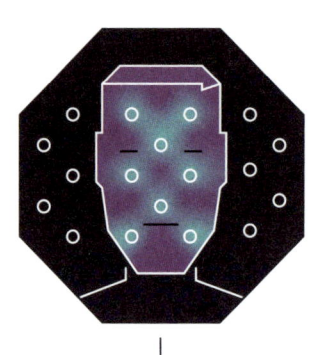

ALLERGIEN

Allergien sind anormale Reaktionen des Immunsystems, bei denen der Körper gemeinsame Stoffe oder Gegenstände als potenzielle Bedrohung wahrnimmt und eine Abwehrreaktion auslöst. Typische Auslöser für eine solche Reaktion sind Pollen, Staub, bestimmte Lebensmittel, Tiere oder Pflanzen. Die häufigsten Lebensmittel, die allergische Reaktionen hervorrufen, sind Milch, Eier, Weizen, Fisch und Nüsse. Viele allergische Reaktionen sind leicht, andere können jedoch gefährlich oder lebensbedrohlich sein. Sie können örtlich begrenzt sein und nur einen kleinen Teil des Körpers betreffen oder einen grossen Bereich oder den ganzen Körper.

AUSPRÄGUNGEN
- Etwa 2,5 Prozent der Weltbevölkerung sind von Lebensmittelallergien betroffen.[53]
- Nach Schätzungen aus dem Jahr 2020 sind bis zu 10 Prozent der Weltbevölkerung von Lebensmittelallergien betroffen.[54]
- Eine Pollenallergie (Heuschnupfen) mindert die Lebensqualität und beeinträchtigt das körperliche, psychische und soziale Funktionieren.
- Zu den Anzeichen und Symptomen gehören Müdigkeit, Reizbarkeit, Angstzustände, Depressionen sowie geringe Energie, Motivation, Wachsamkeit und Konzentrationsfähigkeit.
- Eine verstopfte Nase geht häufig mit Schlafstörungen einher, die zu Tagesmüdigkeit und Schläfrigkeit führen und die kognitiven Fähigkeiten beeinträchtigen.

RISIKOFAKTOREN
- Die Wahrscheinlichkeit, eine allergische Veranlagung zu erben, steigt auf 30–50 Prozent, wenn ein Elternteil allergisch ist, und auf 60–80 Prozent, wenn beide Elternteile Allergien haben. Allerdings können die Allergien von denen der Eltern abweichen.[55]
- Durch den Klimawandel verlängert sich die Saison für Pollenallergien, und auch die Intensität der Allergene nimmt zu.[56]

▼ Wie der Alltag unsere Gesundheit definiert

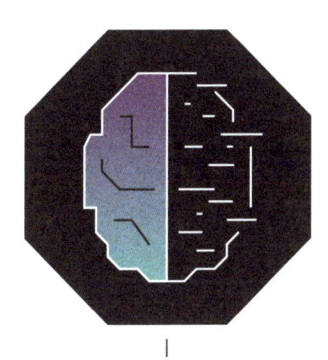

NEURODEGENERATIVE KRANKHEITEN

Neurodegenerative Erkrankungen sind eine Gruppe von Krankheiten, die das Ergebnis eines fortschreitenden Verlusts von Struktur und Funktionen der Neuronen sind. Dazu gehören Krankheiten wie Multiple Sklerose, die Parkinson-Krankheit und die Alzheimer-Krankheit.

AUSPRÄGUNGEN

- Fast jeder dritte Mensch weltweit leidet irgendwann in seinem Leben an einer neurologischen Störung. Die häufigsten neurologischen Ursachen für Behinderungen sind Schlaganfall, Alzheimer und andere Demenzkrankheiten.[57]
- Mit 276 Millionen DALYs und 11,6 Prozent der weltweiten DALYs ist sie die Hauptursache für Behinderungen.[58]
- Die Prävalenzrate beträgt etwa 7 Prozent bei Personen im Alter von 65 oder älter, wobei sich das Risiko nach dem 65. Lebensjahr alle 5 Jahre verdoppelt.[59]
- Die durch Alzheimer verursachten DALYs haben sich zwischen 2000 und 2019 mehr als verdoppelt.[60]

RISIKOFAKTOREN

- Die Alterung durch DNA-Mutationen und oxidativen Stress ist der grösste Risikofaktor für neurodegenerative Erkrankungen.[61]
- Obwohl zahlreiche genetische Polymorphismen mit Morbus-Parkinson in Verbindung gebracht werden, ist es wahrscheinlich, dass die Mehrzahl der Morbus Parkinson-Fälle nicht vererbt wird, sondern im Zusammenhang steht mit Umweltfaktoren wie der Exposition gegenüber Pestiziden, Herbiziden und Insektiziden.[62]

UNDERSTAND

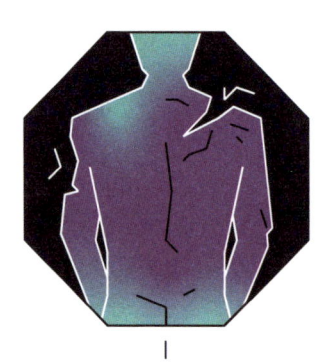

DEVOLUTIONÄRE STÖRUNGEN

Bei den Entwicklungsstörungen handelt es sich um eine Gruppe von Erkrankungen, die durch die nachlassende Funktion körperlicher Merkmale gekennzeichnet sind, wie Sehkraft oder Fruchtbarkeit. Die Ursache für diese Erkrankungen kann mit den Gewohnheiten und dem Lebensstil des Einzelnen sowie mit der sich im Laufe der Zeit verändernden Gesellschaftsstruktur zusammenhängen.

AUSPRÄGUNGEN

Spermienzahl
- Die Spermienzahl bei Männern aus OECD-Ländern ist zwischen 1973 und 2011 um 50–60 Prozent zurückgegangen.[63]
- Eine verringerte Spermienzahl sagt eine erhöhte Gesamtmortalität und -morbidität voraus.
- Darüber hinaus wird sie mit Kryptorchismus, Hypospadie und Hodenkrebs in Verbindung gebracht, was auf eine gemeinsame pränatale Ätiologie schliessen lässt.

Myopie
- Die Myopie wird bis 2050 auf 50 Prozent der Weltbevölkerung ansteigen (vor allem in den Industrieländern).[64]
- Ein Fünftel der Betroffenen wird ein deutlich erhöhtes Erblindungsrisiko haben, wenn der aktuelle Trend anhält.
- Im Jahr 2019 hatten mehr als 32 Prozent der Weltbevölkerung eine Myopie.[65]

Fruchtbarkeitsziffern
- In den letzten 70 Jahren sind die Geburtenraten weltweit zurückgegangen, und zwar um insgesamt 50 Prozent. Die Weltbevölkerung im erwerbsfähigen Alter erreichte 2012 ihren Höchststand. Seitdem ist sie rückläufig.[66]
- Niedrigere Geburtenraten in Verbindung mit einer höheren Lebenserwartung auf der ganzen Welt führen zu einer alternden Bevölkerung, die die Gesundheitssysteme weltweit unter Druck setzt.
- Seit 1950 ist das Durchschnittsalter

▼ Wie der Alltag unsere Gesundheit definiert

weltweit von 25 Jahren auf 33 Jahre gestiegen.[67]

Schilddrüsenerkrankungen
- Schilddrüsenerkrankungen wie Hypothyreose (zu wenig Schilddrüsenhormone) oder Hyperthyreose (zu viel Schilddrüsenhormone) können zu gesundheitlichen Problemen wie Diabetes, Fettleibigkeit, Wachstumsstörungen, Bluthochdruck, Osteoporose, Unfruchtbarkeit, sexuellen Funktionsstörungen und endokrinen Krebserkrankungen führen.
- Schätzungsweise 1,6 Milliarden Menschen sind von Schilddrüsenerkrankungen bedroht – und doch werden diese Krankheiten offiziell nicht als NCDs geführt.[68]

RISIKOFAKTOREN
Spermienzahl
- Die Spermienzahl und andere Samenparameter wurden plausibel mit verschiedenen Umwelteinflüssen in Verbindung gebracht, darunter endokrin wirksame Chemikalien, Pestizide, Hitze und Lebensstilfaktoren, darunter Ernährung, Stress, Rauchen und BMI.[69]
- Daher kann die Spermienzahl die Auswirkungen der modernen Umwelt auf die Gesundheit des Mannes während seines gesamten Lebens sehr gut widerspiegeln.

Myopie
- Wenn ein Kind vor dem 12. Lebensjahr eine Myopie entwickelt, kann die Krankheit schneller und länger fortschreiten und zu einem höheren Grad an Myopie führen.
- Veränderungen des Lebensstils, die sich aus einer Kombination von weniger Zeit im Freien und vermehrten Aktivitäten im Nahbereich ergeben, zählen zu den grössten Risikofaktoren für Myopie.

Fruchtbarkeitsziffern
- Einige Daten deuten darauf hin, dass sich die menschliche Fortpflanzungsgesundheit verschlechtert, insbesondere in den Industrieregionen. Dies hängt teilweise mit der zunehmenden Belastung durch Chemikalien zusammen, die direkt oder indirekt aus fossilen Brennstoffen stammen.
- Weitere Indikatoren für die Verschlechterung der reproduktiven Gesundheit sind die weltweit zunehmende Häufigkeit von Hodenkrebs bei jungen Männern sowie eine schlechte Samenqualität und/oder das Versagen von Eizellen.

Schilddrüsenerkrankungen
- Obwohl Jodmangel die Hauptursache für Schilddrüsenstörungen ist, sind zusätzliche Umweltfaktoren wie Selen und Eisenmangel, Umweltverschmutzung, Stress, Rauchen und Fettleibigkeit in zunehmendem Masse an der Entstehung von Schilddrüsen beteiligt.[70]
- Zu diesen Ursachen kommt eine Vielzahl von genetischen Faktoren hinzu.

47

UNDERSTAND

WIE NICHT ÜBERTRAGBARE KRANKHEITEN BEKÄMPFT WERDEN KÖNNEN

Es gibt heute eine breite Palette medizinischer Therapien, die NCDs durch pharmakologische oder chirurgische Eingriffe angehen. Angesichts der aktuellen Fortschritte in der biomedizinischen Forschung – und der Medizintechnik – werden weitere Fortschritte bei der Behandlung von Krebs, degenerativen Erkrankungen oder sogar Stoffwechselerkrankungen erzielt. Mit den Fortschritten bei Gentherapien oder Stammzellenansätzen könnte es möglich sein, die Wurzeln von Krankheiten zu beseitigen. Trotz den rasanten Fortschritten der Medizin werden pharmakologische und chirurgische Interventionen bei der Bekämpfung von NCDs nicht ausreichend sein.

Es ist unvermeidlich, Krankheiten, die im Alltag entstehen, auch im Alltag zu bekämpfen. Im Falle von NCDs bedeutet dies in erster Linie nicht Selbstdiagnose oder Behandlung wie im Falle von Diabetes, sondern Vorbeugung oder Verringerung der Krankheitsrisiken. So gibt es mehrere Interventionsbereiche, die dazu beitragen, die Belastung durch NCDs durch Wissenstransfer, aber auch durch Anpassungen der Ernährung oder der Umwelt zu verringern.

Zentral dabei: Der Umgang der Gesellschaft mit Gesundheitsrisiken hängt von ethischen und pragmatischen Überlegungen ab. Es sollten Instrumente und Strategien zur Verringerung von Gesundheitsrisiken nach ihrer Gesamtwirksamkeit bewertet und eingesetzt werden. Der Versuch, ein bestimmtes Risiko zu verringern, sollte nicht zu negativen gesundheitlichen Auswirkungen in anderen Bereichen führen. Wenn bspw. eine Steuer auf zuckergesüsste Getränke die Konsumenten dazu veranlasst, das Getränk durch eine nicht besteuerte Alternative mit ähnlich negativen gesundheitlichen Auswirkungen zu ersetzen, ist nicht viel gewonnen.

Im Folgenden werden zentrale Innovationsfelder vorgestellt, die helfen können, die Ursachen und Symptome zu behandeln, vor allem aber das Risiko für NCDs zu reduzieren.

▾ Wie der Alltag unsere Gesundheit definiert

STRATEGIE ZUR BEKÄMPFUNG VON NCDS MIT MEDIZINISCHER INNOVATION

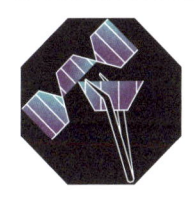

TREAT Die Symptome einer Krankheit bekämpfen, indem in biochemische oder biomolekulare Abläufe eingegriffen wird, um negative Folgen für den Patienten zu verringern oder zu beseitigen.

PRÄVENTIONSSTRATEGIEN ZUR VERRINGERUNG DES RISIKOS VON NCDS DURCH EXTERNE INNOVATION

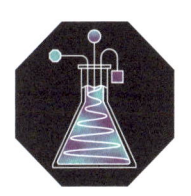

IMPROVE Schädliche Bestandteile reduzieren oder ersetzen. Möglichkeit, pharmakologisch wirksame Inhaltsstoffe zu alltäglichen Produkten als Teil einer gesundheitsfördernden Umgebung hinzuzufügen.

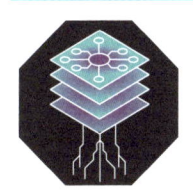

INFORM Unterstützung der Entscheidungsfindung durch transparente Informationen und Anleitungen als Teil der Produktinformation oder der allgemeinen Gesundheitskompetenz.

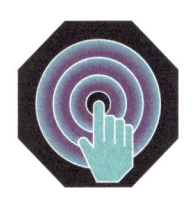

ENABLE Erleichterung einer gesunden Lebensweise oder Verringerung von Risikoverhalten im Alltag durch den Bau oder die Anpassung von Infrastrukturen oder durch allgemeine Bildungsmassnahmen.

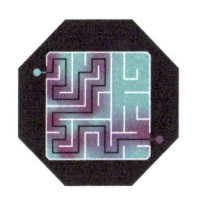

GUIDE Bereitstellung von Instrumenten, die einen verantwortungsvollen Umgang mit stimulierenden Konsumgütern fördern, Ratschläge zur Optimierung einer gesunden Lebensweise geben oder das Verhalten auf der Grundlage von Preisen anregen.

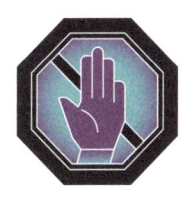

RESTRICT Einschränkung oder Veränderung der den Menschen zur Verfügung stehenden Möglichkeiten durch Vorschriften und Gesetze, die den Zugang zu Produkten, deren Inhalt oder Werbung regeln.

UNDERSTAND

IMPROVE: Optimierung bestehender Produkte und Angebot gesünderer bzw. gesundheitsfördernder Alternativen

Durch Innovationen bei Produktionsprozessen und Produkten können negative Auswirkungen auf die Gesundheit verringert oder beseitigt werden. Die Integration neuer Lösungen in das tägliche Leben ist bereits eine Schlüsselstrategie zur Bekämpfung von NCDs. Dies gilt für Lebensmittel, aber auch für Materialien in unserer Umgebung, die negative Auswirkungen auf unsere Gesundheit haben können. Im Bereich der Ernährung gibt es immer mehr Möglichkeiten, Alternativen für Zucker, Salz oder gesättigte Fette zu finden. Die Alkoholindustrie bietet mittlerweile alkoholfreie Alternativen, an. Gleichzeitig wird eine wachsende Palette von Konsumgütern oder sogar Infrastrukturen mit angeblich gesundheitsfördernden Wirkungen erweitert, von Lampen mit einem optimierten Lichtspektrum zur Verbesserung des Schlafs bis hin zu gesunder Architektur mit grossen Fenstern oder Autositzen, die die Rückenmuskulatur beim Fahren stimulieren.

MÖGLICHKEITEN

- ↗ Keine Einschränkung der Wahlfreiheit
- ↗ Produktinnovationen können positive Spillover-Effekte durch Normsetzung erzeugen und Anreize für wettbewerbsbedingte Veränderungen schaffen
- ↗ Die Konzentration auf – und das Verständnis für – die Bedürfnisse der Verbraucher kann eine wirksame Voraussetzung dafür sein, wirklich etwas zu bewirken

GRENZEN

- ↘ Risiko von Pseudo-Innovationen und Vermarktung («Health Washing») ohne zugrunde liegende klinische Validierung
- ↘ Zunehmende Komplexität der Auswahl durch grössere Produktvielfalt
- ↘ Abhängigkeit von der Bekanntheit und Zahlungsbereitschaft der Verbraucher

▼ Wie der Alltag unsere Gesundheit definiert

DIE MAILÄNDER ERKLÄRUNG

WENIGER SALZ, GLEICHER GESCHMACK

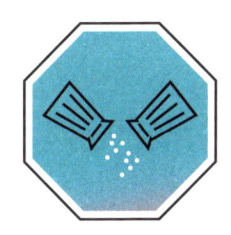

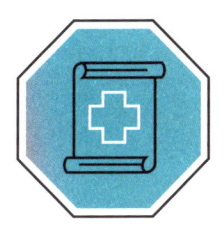

Auf Initiative des Bundesamtes für Lebensmittelsicherheit und Veterinärwesen (BLV) unterzeichneten zehn Schweizer Unternehmen (u. a. Nestlé, Emmi, Coop, Migros) die Mailänder Erklärung und verpflichteten sich damit, den Zuckergehalt in ihren Joghurts und Frühstückszerealien in den nächsten Jahren zu reduzieren. Zwei Jahre später erklärten sich vier weitere Unternehmen bereit, die Mailänder Erklärung zu unterzeichnen. Im Jahr 2018 sank der Anteil des zugesetzten Zuckers in Joghurtprodukten der teilnehmenden Unternehmen um rund 4 Prozent und in Frühstückscerealien um 16 Prozent. Eine kürzlich unterzeichnete Verlängerung der «Mailänder Erklärung» bis 2024 sieht vor, den Zuckergehalt in Joghurts um weitere 10 Prozent und in Frühstückszerealien um 15 Prozent zu senken. Das BLV strebt ähnliche Vereinbarungen zur Zuckerreduktion mit anderen Branchen an.[71]

Wissenschafter der Washington State University haben eine Konservierungsmethode entwickelt, die den Salzgehalt in verarbeiteten Lebensmitteln drastisch reduzieren kann. Die sogenannte mikrowellenunterstützte thermische Sterilisation (MATS) basiert auf der Mikrowellentechnologie und tötet alle Krankheitserreger in Lebensmitteln ab. Bei der derzeitigen Methode der Lebensmittelkonservierung, der sogenannten Retorte, verlieren bestimmte Zutaten wie Pfeffer an Geschmacksintensität, was durch eine Erhöhung des Salzgehalts ausgeglichen wird.[72]

UNDERSTAND

INFORM: Bereitstellung von Informationen über Risikofaktoren und gesundheitsfördernde Faktoren, um gesundes Verhalten zu fördern

Durch Diagnostik und die Bereitstellung physiologischer Informationen soll das Verhalten verbessert werden, indem das Bewusstsein für Ernährungsgewohnheiten oder körperliche Aktivität geschärft wird. Infolge des wachsenden Bewusstseins für die negativen Auswirkungen von Zucker, Fett und Salz hat die Idee von Ampel-Bewertungssystemen trotz bekannter Einschränkungen an Attraktivität gewonnen. Eine davon ist, dass verschiedene Hersteller wie Coca-Cola oder Danone unterschiedliche Systeme eingeführt haben, die eher Verwirrung stiften als klare Ratschläge geben. Eine weitere Einschränkung besteht darin, dass es in den meisten Fällen um die tatsächliche Verzehrmenge und nicht um das Produkt selbst geht. So ist bspw. der kontrollierte Genuss eines Stücks Schokolade pro Woche unproblematisch, während der tägliche Verzehr einer grossen Menge kritische Folgen haben kann. Auf politischer Ebene geht es in der Regel darum, die Gesundheitskompetenz zu verbessern – insbesondere bei gefährdeten, risikoempfindlichen Gruppen.

MÖGLICHKEITEN

- ↗ Keine Einschränkung der individuellen Freiheit
- ↗ Möglichkeiten zur Entwicklung personalisierter Anreizsysteme auf der Grundlage individueller Gesundheitsdaten
- ↗ Möglichkeiten der Integration in das (präventionsorientierte) Gesundheitssystem

GRENZEN

- ↘ Gefahr der Informationsüberlastung
- ↘ Oft unzureichend, um die Kluft zwischen Absicht und Verhalten zu überbrücken
- ↘ Kann Gefühle der Unsicherheit und Leistungsstress auslösen

▼ Wie der Alltag unsere Gesundheit definiert

DIE NUTRI-PUNKTZAHL

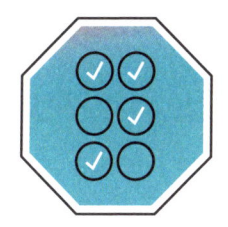

KUNDENSPEZIFISCHE SENSOREN

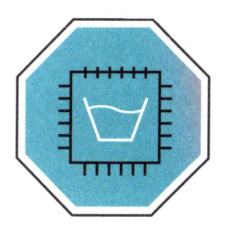

Der «Nutri Score» ist ein Kennzeichnungssystem, das es den Verbraucherinnen und Verbrauchern ermöglicht, die Nährwertqualität von vorverpackten Lebensmitteln und Getränken zu verstehen und zu vergleichen. Die Produkte werden bewertet, indem Punkte für den Gehalt an «günstigen» (Ballaststoffe, Eiweiss, Obst, Gemüse und Nüsse) und «ungünstigen» (Energiewert, Zucker, gesättigte Fette, Salz) Nährstoffen pro 100 Gramm vergeben werden. Die Nährwertnoten werden aggregiert und in einer abgestuften Kennzeichnung (A bis E) zusammengefasst, um den Verbrauchern eine einheitliche Bewertung der Nährwertqualität eines Produkts zu ermöglichen. Der Nutri-Score soll nicht nur gesündere Entscheidungen ermöglichen, sondern auch die Lebensmittel- und Getränkeindustrie dazu anregen, die Produktzusammensetzung neu zu formulieren.

Forschern am MIT ist es gelungen, elektronische Sensoren in waschbare Textilien zu integrieren. Diese Entwicklung schafft die Voraussetzungen für die Herstellung von Kleidung, die Lebenszeichen wie Temperatur, Atmung und Herzfrequenz messen kann. Da die Daten an ein Smartphone gesendet werden, ist es möglich, den Gesundheitszustand von Patienten aus der Ferne zu überwachen. Die Sensoren bestehen aus langen, flexiblen Streifen, die mit Epoxidharz ummantelt und zu engen Maschen gewebt sind. Sie können bei Bedarf auch wieder aus dem Gewebe entfernt werden.[73]

UNDERSTAND

ENABLE: Erleichterung gesunder Verhaltensweisen durch günstige institutionelle, ökologische und soziale Bedingungen

Ermöglichende Massnahmen umfassen in der Regel öffentliche Massnahmen, die sich auf Umweltrisiken oder die Auswirkungen der Umwelt auf die körperliche Aktivität konzentrieren. Andere Massnahmen zielen darauf ab, Ernährungsrisiken zu verringern, indem sie die Verfügbarkeit von und den Zugang zu gesunden Lebensmitteln verbessern oder sich auf die Bildung als Teil einer Strategie des lebenslangen Lernens konzentrieren.

MÖGLICHKEITEN

- ↗ Fähigkeit, strukturelle Veränderungen durch Änderungen des Lebensstils zu bewirken
- ↗ Möglichkeit, Interventionen auf der Grundlage partizipativer Entscheidungsprozesse zu entwickeln, kann ihre Unterstützungsbasis fördern
- ↗ Möglichkeit, mehrere Risikofaktoren gleichzeitig zu bekämpfen

GRENZEN

- ↘ Schwierigkeit, kausale Beziehungen herzustellen, erschwert die Überwachung und Bewertung
- ↘ Ressourcenaufwendig, sowohl finanziell als auch zeitlich
- ↘ Politische Schwankungen können das notwendige langfristige Engagement unterbrechen

▼ Wie der Alltag unsere Gesundheit definiert

KOPENHAGENER FAHRRAD-STRASSEN

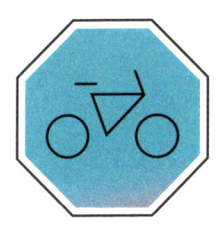

MOBILITÄTSPLATTFORM FÜR SCHULKINDER

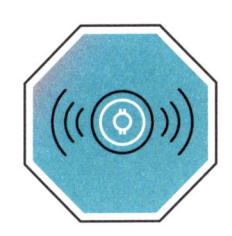

Kopenhagen, die als eine der fahrradfreundlichsten Städte der Welt gilt, blickt auf eine lange Geschichte aktiver Verkehrspolitik zurück und setzt hohe Massstäbe für andere Stadtplaner. Rund ein Drittel aller Fahrten in Kopenhagen und 41 Prozent aller Pendlerfahrten werden mit dem Fahrrad zurückgelegt. In den letzten zehn Jahren hat Kopenhagen rund 290 Millionen Schweizer Franken in die Verbesserung und den Ausbau der Fahrradinfrastruktur investiert. Die Fahrradautobahnen werden durch Reparaturstationen und Ampeln erweitert, um die Fahrten zu beschleunigen. Die Planung und Gestaltung der (städtischen) Umwelt mit besonderem Augenmerk auf die öffentliche Gesundheit kann erhebliche positive Auswirkungen haben. Nicht nur durch die Verringerung der Luft- und Lärmbelastung, sondern auch durch die Förderung eines aktiven, gesunden Lebensstils.[74]

Die belgische Bank Belfius hat eine Blockchain-basierte Mobilitätsplattform entwickelt, die Schulkinder mit digitaler Währung belohnt, wenn sie zu Fuss oder mit dem Fahrrad zur Schule kommen. Nach der Anmeldung erhalten die Kinder einen Sensor, den sie an ihrem Fahrrad befestigen oder an ihren Schulranzen hängen können. In der Schule erkennt ein RFID-Scanner automatisch, wenn ein Kind in den Fahrradabstellraum fährt oder zu Fuss zur Schule kommt. Ein Algorithmus errechnet die Anzahl der gesammelten Punkte, die dann bei lokalen Partnern eingelöst werden können.[75]

UNDERSTAND

GUIDE: Menschen durch Anreize, Stupser oder Belohnungen dazu bringen, bestimmten Aktivitäten (nicht) nachzugehen oder Produkte (nicht) zu konsumieren

Lenkungsmassnahmen zielen in der Regel darauf ab, den Konsum von ungesunden Produkten wie Junkfood, Tabak und Alkohol durch Veränderungen in der Entscheidungsarchitektur (Produktplatzierung, Änderung der Standardoption) oder durch finanzielle Belohnungen zu verhindern. Gamification, «Buddy»-Programme, Vorabvereinbarungen und SMS-Erinnerungen sind weitere bekannte Nudge-for-Health-Taktiken. Bei solchen Interventionen werden Erkenntnisse aus den Daten- und Verhaltenswissenschaften kombiniert, um auf individuelle Präferenzen zugeschnittene Verhaltensmassnahmen zu entwickeln.

MÖGLICHKEITEN

↗ Ressourcenschonend, da der Schwerpunkt auf der Auswahl der Architektur liegt
↗ Keine Einschränkung der verfügbaren individuellen Wahlmöglichkeiten – daher (theoretisch) kein Widerspruch zur individuellen Freiheit
↗ Keine Regelung erforderlich

GRENZEN

↘ Eingeschränkte Möglichkeiten zur Beratungsintervention, um langfristige Änderungen der Lebensweise zu erreichen
↘ In Fällen, in denen Transparenz oder Opt-out-Mechanismen fehlen, besteht die Gefahr, dass die Beratung paternalistisch oder sogar manipulativ wird
↘ Nudges berücksichtigen oft nicht die Heterogenität der individuellen Präferenzen, was zu unerwarteten oder unbeabsichtigten Ergebnissen führen kann

▼ Wie der Alltag unsere Gesundheit definiert

VITALITY GESUNDHEITSFÖRDERUNG

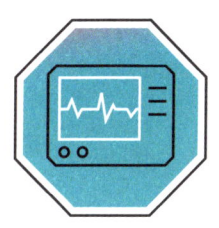

Vitality ist ein anreizbasiertes Gesundheitsförderungsprogramm, das von Versicherungsgesellschaften in Südafrika, den Vereinigten Staaten, China und dem Vereinigten Königreich angeboten wird. Durch Zugangsanreize werden die Kosten für die Teilnahme an gesundheitsfördernden Massnahmen wie zum Beispiel Raucherentwöhnungsprogrammen gesenkt, während die Teilnahme an diesen Massnahmen durch Belohnungen gefördert wird. Zugangsanreize können zum Beispiel eine subventionierte Mitgliedschaft im Fitnessstudio, subventionierte Besuche bei Ernährungsberatern oder Rabatte auf gesunde Lebensmittel sein. Die Mitglieder sammeln durch die Teilnahme an gesundheitsfördernden Aktivitäten Punkte, mit denen sie wiederum Rabatte auf Produkte und Dienstleistungen erhalten, die von einer Gruppe von Partnerunternehmen angeboten werden, von der Autovermietung bis zur Hotelbuchung.[76]

DIE CHECK OUT SUITE

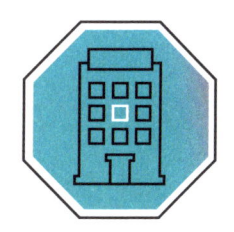

Das Hotel Bellora in Göteborg bietet seinen Gästen ein Hotelzimmer mit der Bezeichnung «The Check Out Suite» an, bei dem sich der Preis des Zimmers nach der Zeit richtet, die die Gäste im Internet verbringen. Zu diesem Zweck wurde das Zimmer mit einer Lampe namens «The Skärmfri» ausgestattet, die den Social-Media-Konsum der Gäste ab dem Zeitpunkt überwacht, an dem sie sich in das Wi-Fi-Netzwerk einloggen. Theoretisch ist der Raum kostenlos, aber die Gäste müssen für jede Minute, die sie online verbringen, bezahlen. Nach einer halben Stunde Surfen leuchtet die Lampe rot auf, um anzuzeigen, dass der Gast die empfohlene Online-Zeit überschritten hat und den vollen Betrag für den Raum bezahlen muss.[77]

UNDERSTAND

RESTRICT: Verbot von Produkten oder Werbung als wirksame Massnahme mit dem Risiko von Umgehungsgeschäften und Schwarzmärkten

Der Kerngedanke besteht darin, die den Menschen zur Verfügung stehenden Optionen zu begrenzen oder zu verändern durch Regulierung und Gesetzgebung in Bezug auf Produktzugang, Inhalt oder Werbung. Eine mögliche Lösung, die derzeit diskutiert wird, ist die Regulierung des Zuckerzusatzes durch die Regierung. Eine andere Idee ist «Plain Packaging», das für Süsswaren, Chips und zuckerhaltige Getränke vorgeschlagen wurden, um sie weniger attraktiv zu machen. Im Falle harter Drogen waren strenge Verbote das Mittel der Wahl, was jedoch zu einer hohen Attraktivität für kriminelle Aktivitäten und Schwarzmärkte führte. Verbote können sich auch kulturell auf die Wahrnehmung von verbotenen Produkten auswirken, so dass sie für junge Menschen als «verbotene Früchte» attraktiv werden.

MÖGLICHKEITEN

↗ Kostengünstige Ressourcen
↗ Hoher Wirkungsgrad
↗ Möglichkeit der Normsetzung

GRENZEN

↘ Einschränkung der individuellen Wahlmöglichkeiten
↘ Gesundheitskompetenz nimmt nicht zu
↘ Regulierung kann Produktinnovationen blockieren
↘ Risiko der Umgehung und Erhöhung der Attraktivität von «verbotenen Früchten» und der Entwicklung des Schwarzmarktes

▼ Wie der Alltag unsere Gesundheit definiert

VERBOT DER WERBUNG FÜR JUNKFOOD

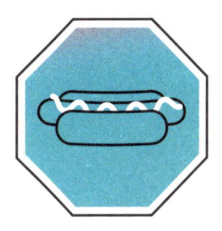

Das britische Gesundheitsministerium hat im Rahmen der Pläne der Regierung zur Bekämpfung von Fettleibigkeit bei Kindern einen Vorschlag veröffentlicht, der ein Verbot von Fernseh- und Online-Werbung für «Junkfood» vor 21 Uhr vorsieht. Transport for London – die Londoner Verkehrsmanagementgruppe – hat bereits 2019 beschlossen, die Werbung für Fastfood in ihren im Rahmen ihrer Dienste zu verbieten zu verbieten. Ob solche Beschränkungen die Qualität von Lebensmitteln tatsächlich verbessern, hängt unter anderem davon ab, wie sich die Werbung auf die Verbrauchernachfrage auswirkt und wie die Unternehmen darauf reagieren. Untersuchungen haben gezeigt, dass potenzielle gesundheitliche Vorteile teilweise durch Preissenkungen der Unternehmen und durch den Umstieg der Verbraucher auf anderes Junkfood aufgehoben werden können.[78]

GESICHTSERKENNUNG BESTIMMT ALTER DER NUTZER

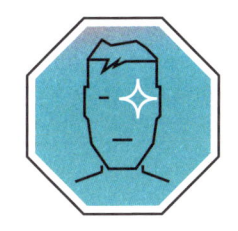

Das chinesische Unternehmen Tencent testet bei «Honour of Kings», einem der beliebtesten Videospiele in China, den Einsatz von Gesichtserkennung, um das Alter der Nutzer zu ermitteln. Hintergrund ist die Kritik lokaler Medien, dass Kinder und Jugendliche süchtig nach dem Spiel geworden seien. Wie bei «League of Legends» nehmen die Spieler an Multiplayer-Online-Schlachten teil, die in einer Fantasiewelt stattfinden. Der Einsatz der Gesichtserkennung soll verhindern, dass junge Spieler versuchen, die Zeitlimits zu umgehen.[79]

UNDERSTAND

NCD

GESUNDHEITSRISIKEN

Verhaltensbedingte Risikofaktoren	Über- und Unterernährung	●
	Körperliche Inaktivität	●
	Nikotin	▲
	Psychoaktive Substanzen	▲
	Verlust der Realität	▲
	Unzureichender Schlaf	▼
	Soziale Isolation	▼
	Prekäre Beschäftigung	▼
	Virtuelle Abhängigkeit	▲
	Schlechte Körperhaltung*	●
	Informationsüberlastung	▼
	Leben in Innenräumen	●
Umweltbedingte Risikofaktoren	Giftige Chemikalien	■
	Licht	■
	Aussenluft	■
	Nanopartikel	■
	Lärm	■
	Innenraumluft	■
	Längere Pollenflugzeiten	◆
	Hitzewellen	◆
	Mikroplastik	■
	Elektromagnetische Wellen *	■

▲ süchtig machendes Vergnügen
▼ psychische Belastung
● Kosten der Bequemlichkeit
■ Umweltverschmutzung
◆ Klimaveränderung

* unklare Beweise

▼ Wie der Alltag unsere Gesundheit definiert

LANDSCHAFT

KRANKHEITEN

- Metabolisches Syndrom
- Neurodegenerative Krankheiten
- Atemwegserkrankungen
- Krebserkrankungen
- Allergien
- Psychische Störungen
- Muskuloskelettale Erkrankungen
- Devolutionäre Erkrankungen

INTERVENTIONSBEREICHE

TREAT Die Symptome einer Krankheit bekämpfen, indem in biochemische oder biomolekulare Abläufe eingegriffen wird

IMPROVE Bestehende Produkte neu formulieren, anbieten gesünderer Alternativen

INFORM Informationen über Risikofaktoren und gesundheitsfördernde Faktoren für die Gesundheit bereitstellen, um die Gesundheitskompetenz und ein gesünderes Verhalten zu fördern

ENABLE Gesundes Verhalten durch vorteilhafte institutionelle, ökologische und soziale Bedingungen erleichtern

GUIDE Menschen durch Anreize oder Belohnung beeinflussen, bestimmte Aktivitäten (nicht) auszuüben oder Produkte (nicht) zu konsumieren

RESTRICT Begrenzung der Optionen, die den Menschen zur Verfügung stehen

Anticipate

AUSBLICK AUF DIE NEUE NORMALITÄT DES TÄGLICHEN LEBENS

Die Auseinandersetzung mit der Risikolandschaft, die unsere Gesundheit heute prägt, offenbart bereits die weitreichenden Folgen der nicht übertragbaren Krankheiten für Individuen und die Gesellschaft. Um zukünftige Innovationsfelder vorausschauend zu definieren, ist es notwendig, abzuschätzen, in welchen Bereichen sich die Herausforderungen für unsere Gesundheit verschärfen werden oder welche Lösungen es geben könnte, um die Verbreitung der langsamen Pandemien einzudämmen. Die Grundlage dafür liefert ein übergreifender Ausblick auf die künftigen Rahmenbedingungen und deren Einfluss auf die Risiken für unsere Gesundheit. Die weitreichenden Folgen des digitalen Lebensstils werfen dabei weite Schatten auf künftige Gesundheitsrisiken durch Sucht oder psychischen Stress. Dies wird mit dem Übergang zu mehr virtuellem Austausch und dem Entstehen eines «Metaversums» weiter verschärft. Doch auch die schon heute spürbaren Folgen des Klimawandels mit mehr Hitzewellen oder die Verschmutzung durch Mikropartikel bringen neue Gesundheitsrisiken mit sich, deren Folgen noch nicht abschätzbar sind. Um so mehr braucht es eine vorausschauende Analyse der künftigen Rahmenbedingungen unseres Alltags, um darauf basierend künftige Chancen und Risiken vorausschauend zu definieren.

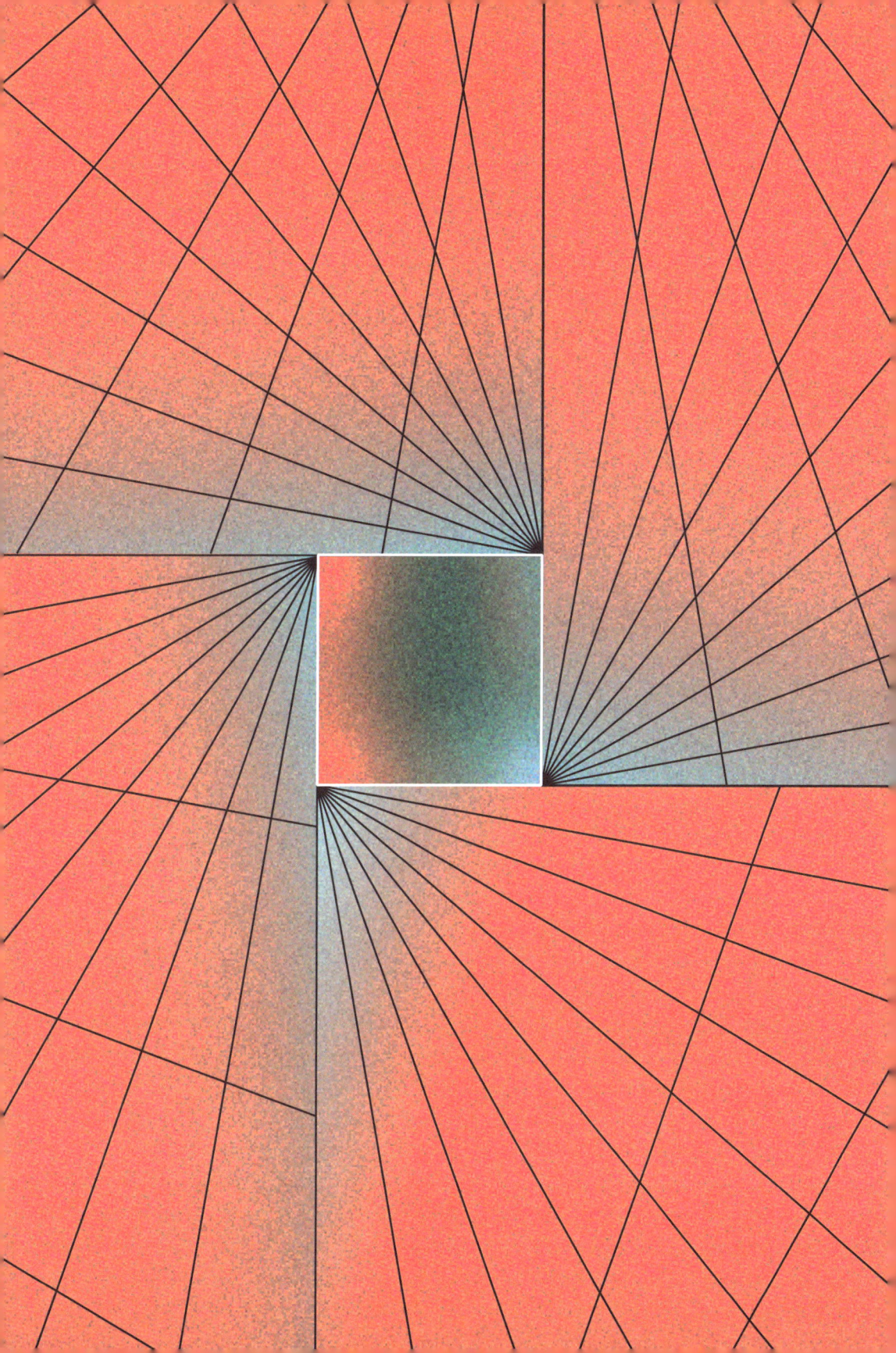

ANTICIPATE

DAS ZEITALTER DES LANGEN LEBENS BRINGT MEHR CHRONISCHE KRANKHEITEN UND EINE POLARISIERUNG DES RISIKOVERHALTENS

In den nächsten Jahrzehnten wird sich die Zahl der über 65-Jährigen weltweit verdoppeln und im Jahr 2050 mehr als 1,5 Milliarden Menschen erreichen. In den OECD-Ländern dürfte der Anteil der Bevölkerung im Alter von über 65 Jahren fast ein Drittel ausmachen.[1] Mit Blick nach vorn dürfte der wachsende Fokus auf Früherkennung und verbesserte Behandlungen, die Grenzen des gesunden Alterns weiter verschieben und bisher lebensbedrohliche Krankheiten in chronische Leiden zu verwandeln. Dagegen spricht eine wachsende Dominanz von Gesundheitsrisiken durch unsere Umwelt oder einen ungesunden Lebensstil.

In einer älteren Gesellschaft werden statistisch mehr Menschen von Gebrechlichkeit oder Autonomieverlust betroffen sein. Dies führt zur Notwendigkeit, die Anforderungen der Leistungsgesellschaft zu Gunsten von Lebensqualität neu zu definieren. Unter anderem zeichnet sich ab, dass damit auch die traditionellen Lebens- und Karrieremodelle, mit der klaren Zuteilung von Bildung in der Jugend, Arbeit in der Adoleszenz und Ruhe im Alter neugestaltet werden. Einerseits versuchen immer mehr Menschen, die Belastung schon in jüngeren Jahren zu reduzieren, andererseits eröffnen sich neue Modelle, bei denen Karriere und Kinderzeit nicht mehr zwingend gleichzeitig erfolgen müssen. Nicht zuletzt zeigt sich auch, dass eine sinnstiftende Tätigkeit auch in höherem Alter zu einer höheren Zufriedenheit und einer besseren mentalen Gesundheit beiträgt. Konfrontiert mit weniger Freiheitsgraden kann sich für Menschen, die sich eine hohe Autonomie gewohnt sind, die Gefahr von psychischen Leiden erhöhen.

Klar ist: Die alternde Bevölkerung wirkt sich auch auf die Verhaltensmuster einer Gesellschaft aus – allerdings ist nicht klar, inwiefern sich diese auf NCD-Risiken auswirken. Einerseits besteht die generelle

▾ Ausblick auf die neue Normalität des täglichen Lebens

Annahme, dass ältere Menschen tendenziell zu einem weniger riskanten Lebensstil neigen, bspw. in Bezug auf den Konsum von Drogen. Andererseits zeigen aktuelle Studien, dass das Gegenteil der Fall sein könnte und gerade mit mehr Einsamkeit Suchtrisiken zunehmen.[2] In Zukunft kann sich dies auch auf digitale Anwendungen, bspw. Online-Games und Eskapismus im Metaversum, ausweiten, während die Gegenwart noch stärker durch Depression oder Alkoholismus bei älteren Menschen geprägt ist.

Generell bleibt das Altern ein wichtiger Risikofaktor für viele chronische Erkrankungen. Die Grenzen des biologischen Körpers werden auf etwa 125 Jahre geschätzt, und der Weg dorthin ist holprig. Je älter der Körper wird, desto anfälliger wird er für Krankheiten, unabhängig von der Lebensweise und den Lebensbedingungen der Menschen. Als unbeabsichtigte Folge des Ausreizens der biologischen Grenzen steigt daher auch das Risiko, altersbedingte Krankheiten von kognitiven Beeinträchtigungen bis zu Arthritis oder Rheumatismus zu entwickeln.[3]

FOLGEN EINER ALTERNDEN GESELLSCHAFT FÜR NCDs

↪ **Längere Lebensdauer, aber auch länger krank:** Die konventionelle medizinische Ausrichtung auf Lebensverlängerung könnte das Sterberisiko durch Krankheiten verringern, aber ungewollt die Prävalenz von schwächeren, altersbedingten chronischen Krankheiten erhöhen.

↪ **Zunahme psychischer Erkrankungen aufgrund des Verlustes von Sinnhaftigkeit:** Steigendes Risiko für altersbedingte Depressionen als folge von Ruhestand und sozialer Isolation. Neue Suchtrisiken der nächsten Generation alter Menschen durch digitale Abhängigkeiten und Realitätsverlust in der virtuellen Welt.

↪ **Umstrittenes risikofreudiges Verhalten:** Die Einführung neuer medizinischer Möglichkeiten zur Bewältigung altersbedingter Krankheiten kann die Anreize für Verhaltens- oder Umweltveränderungen verringern. Gleichzeitig könnte der Lebensstil älterer Menschen jedoch zu einem Rückgang des Risikoverhaltens im Alltag führen.

ANTICIPATE

DIE DIGITALISIERUNG BRINGT MEHR TRANSPARENZ UND KOMFORT ABER AUCH NEUE GESUNDHEITSRISIKEN

Die zunehmende Verbreitung von digitalen Assistenzsystemen in unserem privaten und beruflichen Alltag ermöglicht eine systematische Vermessung der individuellen Gesundheit in einem noch nie dagewesenem Ausmass. Daten von Konsum- oder Bewegungsmustern können mit spezialisierter Software oder Sensoren zu nahezu jedem Zeitpunkt und Ort erfasst werden. Datenbasierte Entscheidungen ersetzen Intuition.

Diese Verhaltensdaten liefern ein zentrales Fundament für die Förderung von gesundem Verhalten und für die Prävention von Krankheitsrisiken, bspw. durch Rückmeldungen zu Verhaltensmustern, bei der Ernährung, beim Umgang mit Stress oder für besseren Schlaf. Diese datengestützten Feedbacks können helfen, das individuelle Verhalten anzupassen und gesunde Gewohnheiten zu fördern. Andererseits besteht das Risiko einer Überforderung mit zu vielen und unkoordinierten oder gar falschen Empfehlungen aufgrund schlechter oder veralteter Datengrundlagen, entsprechend keine abgewogene Empfehlungen liefern. Darüber hinaus können sie auch den Wunsch erzeugen, in das entgegengesetzte Extrem zu flüchten, wenn die Überwachung als eine Form der Kontrolle wahrgenommen wird. Indem sie die Tendenz zum sozialen Vergleich verstärkt, kann die Erhebung von Gesundheitsdaten auch Gefühle permanenter Unzufriedenheit und Leistungsstress fördern. Die Menge und Vielfalt der heitsdaten kann zudem überfordern und verwirren, vor allem wenn es an angemessenen Leitlinien oder Qualitätsstandards mangelt.

Die Digitalisierung verändert auch die Art und Weise, wie wir kommunizieren und Kontakte knüpfen. Beschleunigt durch die Pandemie, findet das soziale Leben zunehmend und in den virtuellen Welten statt. Mit dem Übergang zu einem Metaversum werden sich die bestehenden Risiken von Sucht, Bewegungsmangel und sozialer Isolation weiter verschärfen: Die übermässige Nutzung solcher Technologien kann neg-

▼ Ausblick auf die neue Normalität des täglichen Lebens

ative körperliche Auswirkungen haben und Sehstörungen, Hörverlust oder Verspannungen für breite Schichten chronifizieren. Die Verlagerung von den physischen zu den digitalen Interaktionen trägt ferner dazu bei, dass immer weniger Zeit im Freien verbracht wird und körperliche Aktivitäten weiter reduziert werden – was letztlich zu einem weiteren Anstieg der Fettleibigkeit beiträgt. Da insbesondere jüngere Generationen weniger Zeit mit persönlichen Kontakten verbringen, wird damit auch die Entwicklung der sozialen Kompetenzen beeinträchtigt. Eine unzureichende Entwicklung der Fähigkeit, mit anderen Menschen zu interagieren, erschwert so den Aufbau sinnvoller Beziehungen und führt letztlich zu einer höheren Prävalenz von sozialen Ängsten und depressiven Störungen. Umgekehrt können virtuelle Welten helfen um sich Ängsten zu stellen in dem diese massvoll simuliert werden.

     Auch die wachsenden Potenziale der künstlichen Intelligenz erhöhen die Risiken für langsame Pandemien, indem sie es ermöglichen, noch mehr körperlichen Tätigkeiten an automatisierte Systeme auszulagern. Effizientere Lieferdienste, die bequem über digitale Mietanwendungen bereitgestellt werden, verringern die Zeit, die zu Fuss oder mit dem Fahrrad verbracht wird. Staubsaugerroboter saugen das Haus und Rasenmäherroboter pflegen den Garten. Zusammengenommen führt die Automatisierung von Aufgaben und Tätigkeiten zu mehr körperlicher Inaktivität. Diese Aufgabe von vielen auch kleinen Aufgaben im Haushalt oder bei der Arbeit kann zudem auch zu einem weiteren Verlust von Sinnstiftung beitragen.

FOLGEN DER DIGITALISIERUNG FÜR NCDs

↪ **Gesundheitsstress durch kontinuierliches Feedback:** Die ständige Messung und Überwachung der eigenen Gesundheit kann zu Leistungsstress führen.
↪ **Physische Auswirkungen des digitalen Lebensstiles:** Die intensive Nutzung von digitalen Hilfsmitteln führt zu neuen körperlichen und mentalen Krankheitsbildern und Abhänigkeiten.
↪ **Chancen durch virutelle Realiäten:** Kommunikationsformen können helfen Entscheidungsmuster zu ändern oder Angstzustände zu Therapieren.

ANTICIPATE

DIE FORTSCHREITENDE INDIVIDUALISIERUNG FÖRDERT EIGENVERANTWORTUNG, ERHÖHT ABER DIE KOMPLEXITÄT EINER GESUNDEN LEBENSFÜHRUNG

In der Postmoderne haben viele traditionelle soziale Strukturen wie Klassenzugehörigkeit, Familie, Religion, Beruf oder Geschlecht an Bedeutung verloren. Die Suche nach Selbstverwirklichung und individueller Sinnstiftung ist dabei in der westlichen Kultur zum Inbegriff des modernen Lebens geworden. Diese Entwicklung ist durch eine Ausdifferenzierung von Lebensmodellen, Werten und Identitäten gekennzeichnet, die zu einer Vielzahl von Lebens- und Karrieremodellen geführt hat. Gleichzeitig führen die «Filterbubble-Effekte» in den sozialen Medien dazu, dass sich zunehmend Menschen mit gleichen Interessen und Werten treffen. So bilden sich zunehmend kleinteilige soziale Milieus und Nischengruppen mit stark ausgeprägten Interessensprofilen, die auch Verhaltensweisen und damit Gesundheitsrisiken definieren. Diese soziale Fragmentierung bildet die Basis für Vertrauen und stellt aber gleichzeitig die gesamtgesellschaftliche Solidarität auf die Probe.

Mit dem Fokus auf das Individuum wird der physische Körper zu einem zentralen Vehikel für die Konstruktion von Identität und Selbstbestimmtheit. Er wird durch Tätowierungen und Piercings verschönert, durch Schönheitsoperationen korrigiert oder durch Hormontherapien abgelehnt und verändert. Dies legt die Basis für mehr Eigenverantwortung, die im Umgang mit der Gestaltung von Gesundheit im Alltag als zentrale Voraussetzung gilt, um den langsamen Pandemien entgegenzutreten. Gleichzeitig wird der Körper zunehmend zu einer Quelle der Unsicherheit und Scham, was zu einer steigenden Prävalenz von Ess- und Angststörungen führt. Gesundheit wird zu einem Statussymbol, das den Platz eines Menschen in der Gesellschaft definiert. Der Druck

▸ Ausblick auf die neue Normalität des täglichen Lebens

auf das Individuum, gesund, leistungsfähig zu sein und gut auszusehen, wächst. Krankheit wird mehr und mehr als persönliche Verantwortung verstanden. Damit gerät auch die Solidarität zwischen Kranken und Gesunden stärker unter Druck.

Mit dem zunehmend dominanten gesellschaftlichen Narrativ des einzigartigen Individuums wird auch die Nachfrage nach massgeschneiderten Produkten und Dienstleistungen, die auf den eigenen Bedürfnissen und Wertvorstellungen ausgerichtet sind, weiterwachsen. Neben dem höheren Anspruch nach Servicequalität und Umsorgung entsteht aber auch die Sehnsucht nach Selbstwirksamkeit durch das Interesse an «Do-it-yourself-Aktivitäten», wie das Selbstbrauen von Bier oder das Herstellen eigener Vaping-Flüssigkeiten. Die Unfähigkeit der Regulierungsbehörden, mit solchen dezentralen Produktionsmethoden Schritt zu halten, kann damit verbundene Gesundheitsrisiken erhöhen, bspw. durch Lebensmittelvergiftungen oder das Kombinieren von nicht verträglichen Inhaltsstoffen.

FOLGEN DER INDIVIDUALISIERUNG FÜR NCDs

↳ **Zunahme von psychischen Leiden:** Mit dem Druck, des wachsenden Drucks gesund, leistungsfähig und schön zu sein, nehmen Essstörungen und Angstzustände weiter zu.
↳ **Grenzen beim Erreichen einer breiten Öffentlichkeit:** Die Vielfalt der Werte und Definitionen von Gesundheit macht es künftig noch schwieriger, allgemeingültige Leitlinien für ein gesundes Verhalten zu vermitteln.
↳ **Rückläufige Solidarität:** Der Fokus auf Selbstoptimierung und Eigenverantwortung führt zu einer abnehmenden Solidarität. Dies erhöht den Druck auf Menschen, die sich nicht optimieren können oder wollen verlieren den Rückhalt. Ihren Lebensstil in Bezug auf gesunde Ernährung, Bewegung oder Suchtmittel und -geräte zu optimieren.
↳ **Neue Risiken bei «Do-it-yourself-Anwendungen»:** Mehr Menschen nehmen ihr Leben selbst in die Hand. Dies reduziert Abhängigkeiten, birgt aber neue Risiken durch Selbsttherapien und eine erschwerte Kommunikation allgemeingültiger Leitlinien für ein gesundes Verhalten.

ANTICIPATE

DIE VERÄNDERTE UMWELT GEFÄHRDET KÖRPERLICHE UND GEISTIGE GESUNDHEIT

Der Klimawandel und die Vermschmutzung der Erde haben nicht nur weitrechende Folgen für die Natur sondern auch für unsere Gesundheit: So erhöht die zunehmende Intensität und Häufigkeit von Hitzewellen das Risiko für Herz-Kreislauf-Erkrankungen oder chronische Niederleiden, insbesondere für ältere Menschen. Steigende Temperaturen können auch die Exposition durch UV-Strahlung und damit das Risiko der Entstehung von Hautkrebs erhöhen. Und können durch eine längere Pollensaison Asthma oder Allergien fördern.

Die Zahl der Todesfälle im Zusammenhang mit der Luftverschmutzung im Freien soll sich bis 2050 weltweit verdoppeln.[5] Eine zentrale Rolle dabei spielt die Landwirtschaft und die damit verbundene Freisetzung von Ammoniak, das sich mit anderen Luftschadstoffen verbindet und Feinstaub bildet. In kosmetischen Produkten werden Aluminiumsalze als Antitranspiranten verwendet, die mit der Entstehung von Alzheimer und Brustkrebs in Verbindung gebracht werden oder Nerven und Haut schädigen.[6] Auch die zunehmende Mobilität und Verständterung und der damit verbundene Anstieg der Lärmbelastung führt zu Schlafstörungen und Erhöhten Risiken für Herz-Kreislauferkrankungen. Der Anstieg von Lärmbelastung durch den Verkehr und den daraus resultierenden Schlafstörungen erhöhen die Anfälligkeit für Herz-Kreislauf-Erkrankungen.[7] Hinzu kommt die Verbreitung von Mikroplastik, die als Ablagerungen von Autoreifen oder Plastikkonsum entstehen. Allerdings fehlt gerade bei Mikro- und Nanopartikeln, die inzwischen vom Meer bis zum Boden nachgewiesen werden können, klare Nachweise für einen möglichen Einfluss auf unsere Gesundheit.

Die Herausforderung liegt bei der Identifizierung von langfristigen Folgen und der Vielfalt der möglichen Gefahren. So wird bis heute weniger als die Hälfte der mehr als 140 000 synthetisch hergestellten Chemikalien, denen wir regelmässig ausgesetzt sind, auf ihre Toxizität für den Menschen getestet.[8]

▼ Ausblick auf die neue Normalität des täglichen Lebens

Mit der Verfügbarkeit von besseren Tests ist davon auszugehen, dass in den nächsten Jahren weitere Risiken von noch wenig erforschten Chemikalien in Alltags- oder Lifestyle-produkten bekannt werden. Die steigende Transparenz führt aber auch Zielkonflikten. So können künstliche Fleischersatzprodukte zwar einen Beitrag zur Erreichung der Klimaziele leisten, neue Studien zeigen jedoch, dass sie aufgrund des hohen Fettgehalts oft weniger gesund sind als Fleisch.

Die Auswirkungen auf unsere Gesundheit beschränken sich entsprechend nicht allein auf physiologische Effekte: Die zunehmende Unsicherheit und Angst, die durch die Eskalation Klimawandel zur Klimakatastrophe verursacht wird, kann zu mehr Stress und angstbedingten Krankheiten führen. Neben den zunehmenden Gesundheitsrisiken durch die Umwelt gibt es allerdings auch Chancen durch technologische Fortschritte. In der Landwirtschaft bspw. kann den Einsatz von Drohnen bei der Schädlingsbekämpfung helfen, die Belastung der Umwelt durch Pestizide zu reduzieren.

FOLGEN DER VERÄNDERTEN UMWELT AUF NCDs

↳ **Neue Risiken für Herz-Kreislauf- und Atemwegserkrankungen durch steigende Temperaturen:** Die zunehmende Häufigkeit und Intensität von Hitzewellen erhöht das Risiko für Herz-Kreislauf-Erkrankungen und Hitzestress. Eine frühere und längere Pollensaison erhöht das Risiko von Atemwegserkrankungen und die Prävalenz von Allergien.

↳ **Umweltverschmutzung hat unbekannte Langzeitfolgen:** Bei einer wachsenden Zahl von chemischen Verbindungen, Mikroplastik oder Nanopartikel werden Folgen für die Gesundheit erkannt. Oftmals fehlen aber Informationen über den langfristigen Einfluss.

↳ **Komplementäre Wirkung von Nachhaltigkeit:** Massnahmen zum Schutz der Umwelt helfen oftmals gleichzeitig, die negativen Folgen für die Gesundheit zu verringern. Allerdings sind nicht alle ökologischen Vorteile auch positiv für unsere Gesundheit.

ANTICIPATE

EINE MEHRDIMENSIONALE POLARISIERUNG DER GESELLSCHAFT VERSCHÄRFT WERTEBASIERTE GESUNDHEITS RISIKEN

Mit der zunehmenden Dynamik der Veränderung, der zunehmenden Knappheit von Rohstoffen und Energie und den höheren Preisen für Essen, Wohnen und Mobilität dürfte sich die wirtschaftliche und gesellschaftliche Polarisierung in den nächsten Jahren in vielen Ländern – auch in Industrienationen – verschärfen. Die wachsende Kluft zwischen den Wohlhabenden und den weniger privilegierten Menschen birgt das Risiko für soziale Unruhen und verstärkt die gesellschaftliche Fragmentierung. Die künftigen Bruchlinien verlaufen einerseits entlang der klassischen Merkmale wie Wohlstand und Bildung und zwischen Regionen, Geschlecht oder Alter.

Andererseits zeichnen sich aber auch neue Abgrenzungslinien auf, bspw. durch die Einstellung zum Klimawandel oder in Bezug auf das Vertrauen in die Wissenschaft. Die tiefe Kluft zwischen Impfgegnern und – befürwortern während der Corona-Pandemie hat in vielerlei Hinsicht ebenso viel (gesellschaftlichen) Schaden angerichtet wie die medizinische Krise.

Da Gesundheit unmittelbar mit dem Verhalten und Verhalten mit den sozialen Bedingungen und Wertegrundlagen der Menschen zusammenhängen, wird diese «mehrdimensionale» Polarisierung auch den künftigen Gesundheitszustand weitreichend prägen und verändern. Zunächst wird die ungleiche Verteilung des Wohlstands die gesundheitlichen Ungleichheiten und die Unterschiede in der Lebenserwartung verstärken. Hierbei wird die zunehmende Verknappung von Rohstoffen zu höheren Preisen für Nahrungsmittel führen und damit den Druck nicht nur auf die Geringverdiener, sondern auch auf die Mittelschichten ausweiten. Ernährungsbedingte NCD-Risiken dürften sich entsprechend erhöhen.

▼ Ausblick auf die neue Normalität des täglichen Lebens

Vor allem werden es aber unterschiedliche Werthaltungen sein, die sich in digitalen Echokammern weiter verstärken und bei einer Förderung von gesunden Verhaltensweisen zu einer Herausforderung werden. Mit dem Verlust der Hoffnung auf ein besseres Leben und dem damit verbundenen Vertrauensverlust in die Gesellschaft wird so einerseits die Gefahr verstärkt, Halb- oder Falschwissen als Entscheidungsgrundlage zu nutzen, andererseits führt die Distanzierung von den etablierten Leitwerten eines gesunden Lebens zu Gegentrends, in denen ein ungesundes Leben zur Identität und sogar zum Status wird.

Parallel besteht in wohlhabenden Schichten oder generell fortschrittsgläubigen Milieus, die darauf setzen, dass neue medizinische Therapien oder mRNA-basierte Impfungen Krankheiten vollständig behandelbar machen, die Gefahr für einen riskanten Lebensstil, da vermeintliche Krankheitsfolgen durch einfache «Reparaturen» behoben werden können.

FOLGEN AUSWIRKUNGEN EINER POLARISIERTEN GESELLSCHAFT AUF NCDs

- **Prekäre Beschäftigung als Quelle von Stress:** Prekäre Beschäftigungsverhältnisse erhöhen den psychischen Stress in gefährdeten Gruppen und steigern die Prävalenz psychischer Erkrankungen.
- **Gegensätzliche Vorteile von Gesundheit als Statussymbol:** Gesundheit als Statussymbol trägt zur Förderung eines gesunden Lebensstils bei. Eine einseitige Fokussierung auf Leistung und Schönheit führt jedoch zu neuen psychischen Erkrankungen und Überforderung sowie zu riskantem Verhalten, zum Beispiel bei Extremsportlern.
- **Glaube an das Machbare bringt Rückwirkungen:** Der Glaube an die umfassende Machbarkeit der Medizin fördert ungesunde Verhaltensweisen und birgt durch «Backfire-Effekte» neue Gesundheitsrisiken.
- **Ungesunde Lebensweise als Statussymbol:** Mit einer Zwei-Klassen-Gesellschaft der Gesundheit wird die Tendenz zunehmen, ungesundes Verhalten als Identität zu definieren.

KÜNFTIGE SPANNUNGS-FELDER IN DER GESUNDHEITSGESELLSCHAFT

Die sich verändernde gesellschaftliche Landschaft der Verhaltens-, Umwelt- und Gesundheitsrisiken zeigt, dass die Risiken für die langsamen Pandemien in den nächsten Jahren zunehmen dürften. Gleichzeitig gibt es Chancen und Möglichkeiten, Einfluss auf den Lebensstil und die Umwelt zu nehmen, um das Gefahrenpotenzial zu mindern. Zentral dabei ist, dass es nicht eine direktionale Entwicklung, sondern Spannungsfelder aus Trends und Gegentrends sind, die für die Entwicklung von Lösungen berücksichtigt werden müssen. Genau diese Widersprüchlichkeit und die daraus resultierenden Graustufen stellen die heutigen Akteure und Denkmodelle allerdings vor Herausforderungen. Was nötig sein wird sind systemische Innovationen, die es erlauben, auf gegensätzliche Tendenzen einer Gesellschaft einzugehen. Im nächsten Kapitel werden darauf basierend übergreifende Thesen zu den künftigen langsamen Pandemien formuliert, die auf drei Spannungsfeldern aufbauen.

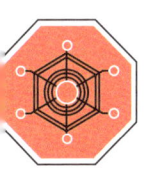

▼ Ausblick auf die neue Normalität des täglichen Lebens

KOMFORT VS. BEWEGUNG
Der Wunsch nach Convenience und Bequemlichkeit wird die Gesellschaft auch in den nächsten Jahren massgeblich prägen. Dies geht auf Kosten der körperlichen Aktivität und letztlich unserer Gesundheit. Die Automatisierung körperlicher Aufgaben im Alltag, bspw. durch Haushaltserleichterungen, bietet noch mehr Komfort, birgt aber auch die Gefahr, dass körperliche Aktivität noch weiter aus dem Alltag verdrängt wird. Anstatt selbst in einem Geschäft einzukaufen, bestellen wir unsere Lebensmittel und Kleider online, Menschen treffen sich von der Couch aus in virtuellen Räumen anstatt in Parks oder Büros.

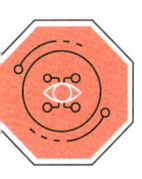

INFORMATION VS. ÜBERFORDERUNG
Die Förderung der Gesundheitskompetenz, also der Fähigkeit, Informationen zu erhalten und zu verstehen, um die richtigen Entscheidungen zu treffen, bildet das Fundament für eine eigenverantwortliche Gestaltung der Gesundheit im Alltag. Der zunehmende Überfluss an Daten und ungeprüften oder unkoordinierten Fakten bringt jedoch mehr Verwirrung und Verunsicherung.

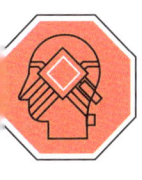

AUTONOMIE VS. ABHÄNGIGKEIT
Die Fähigkeit, selbstständig zu entscheiden und die eigene Gesundheit zu stärken, wird durch mehr Wissen, aber auch durch bessere Beratung durch Fachpersonen oder digitale Assistenzsysteme gestärkt. Gleichzeitig führt das Auslagern dieser Entscheide aber auch zu neuen Abhängigkeiten und einem eigentlichen Kompetenzverlust. Insbesondere der Einbezug von KI-Empfehlungssystemen verspricht bessere Entscheidungen, fördert aber primär Unmündigkeit.

Connect
GESUNDHEIT IM ZEITALTER DER KRANKHEITEN

Angesichts des kontinuierlichen wirtschaftlichen und gesellschaftlichen Fortschritts der letzten Jahrzehnte und der sich verbessernden Bedingungen des täglichen Lebens besteht eine klare allgemeine Erwartung an noch mehr Convenience, noch mehr Sicherheit und eine noch höhere Lebenserwartung, ebenso wie an eine bessere Gesundheit für die breite Bevölkerung. Trotz oder gerade wegen der zunehmenden Einfachheit und noch mehr Wissen über potenzielle Risiken könnte sich diese Erwartung jedoch nicht erfüllen. Im Gegenteil, die öffentliche Gesundheit gerät zunehmend unter Druck. Der Grund dafür liegt unter anderem im Versuch, unser Leben noch einfacher und noch bequemer zu machen. Von den Folgen dieser Entwicklung sind wie bei den traditionellen chronischen Krankheiten primär ältere Menschen betroffen, sondern die jüngeren Generationen.

Als erste Reaktion auf das Aufkommen der langsamen Pandemien wird es regulatorische Massnahmen bspw. in Form von Steuern auf Fett, Zucker und andere gesundheitsgefährdende Faktoren geben. In einem nächsten Schritt rücken Versuche zur Beeinflussung unseres Verhaltens durch das wachsende Arsenal digitaler Steuerungssysteme in den Mittelpunkt. Dafür verspricht die fortschreitende Vermessung von individueller Gesundheit und Verhalten neue Grundlagen, um unsere Gesundheit langfristig zu kontrollieren. Dies jedoch verbunden mit weitreichenden gesellschaftlichen Risiken, die mit einer Abkehr von der liberalen Demokratie verbunden sind. Um wirksame Innovation zu definieren, gibt dieses Kapitel anhand von sechs Thesen einen Überblick über die künftige Gesellschaft im Zeitalter der Krankheit.

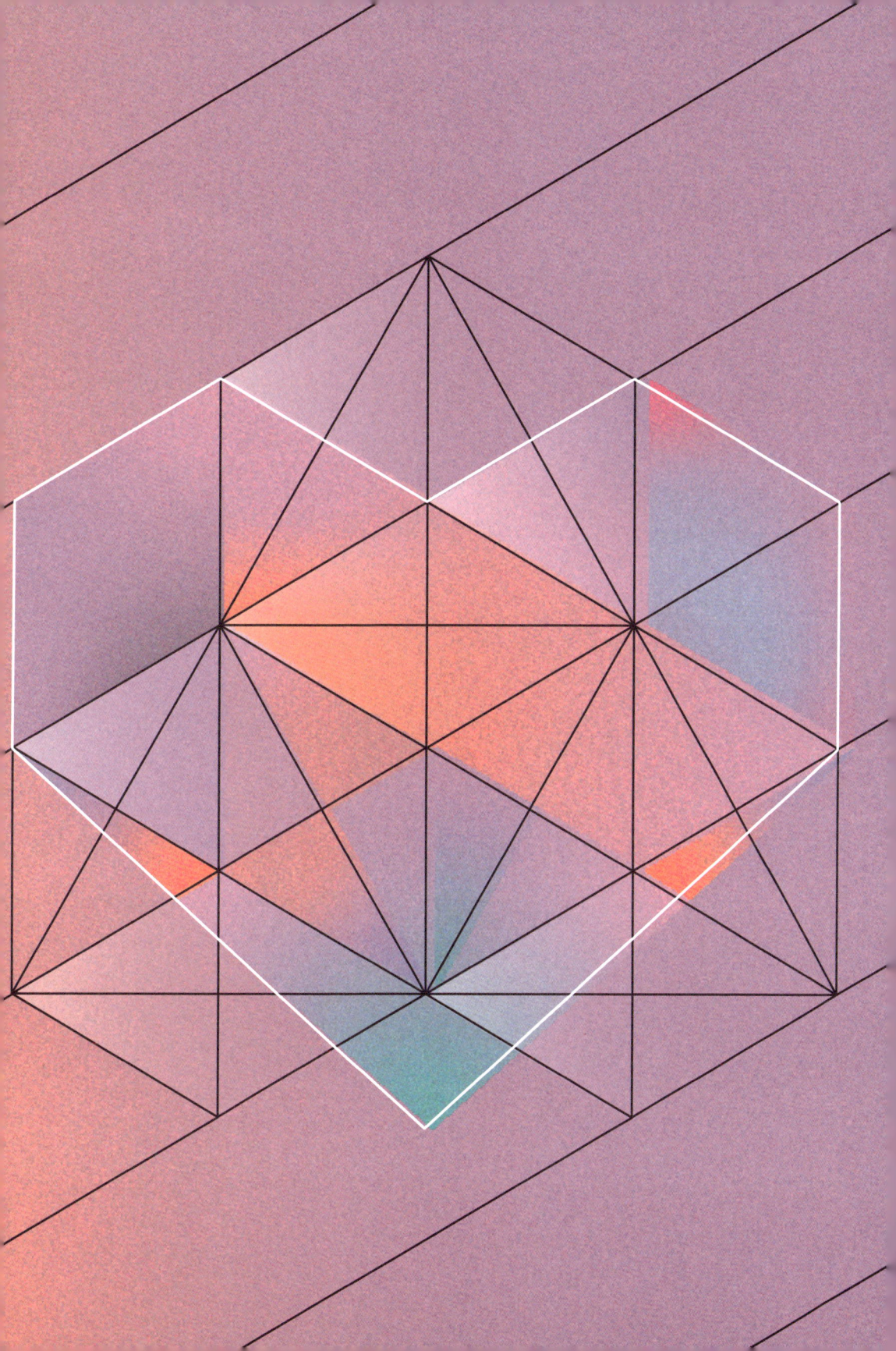

THESIS 1
GENERATION ILL

MIT DER VERBREITUNG DER LEBENSSTIL-
BEDINGTEN KRANKHEITEN WERDEN
VERHALTENSÄNDERUNGEN ZUM
FUNDAMENT FÜR DAS GESUNDHEITS-
SYSTEM VON MORGEN.

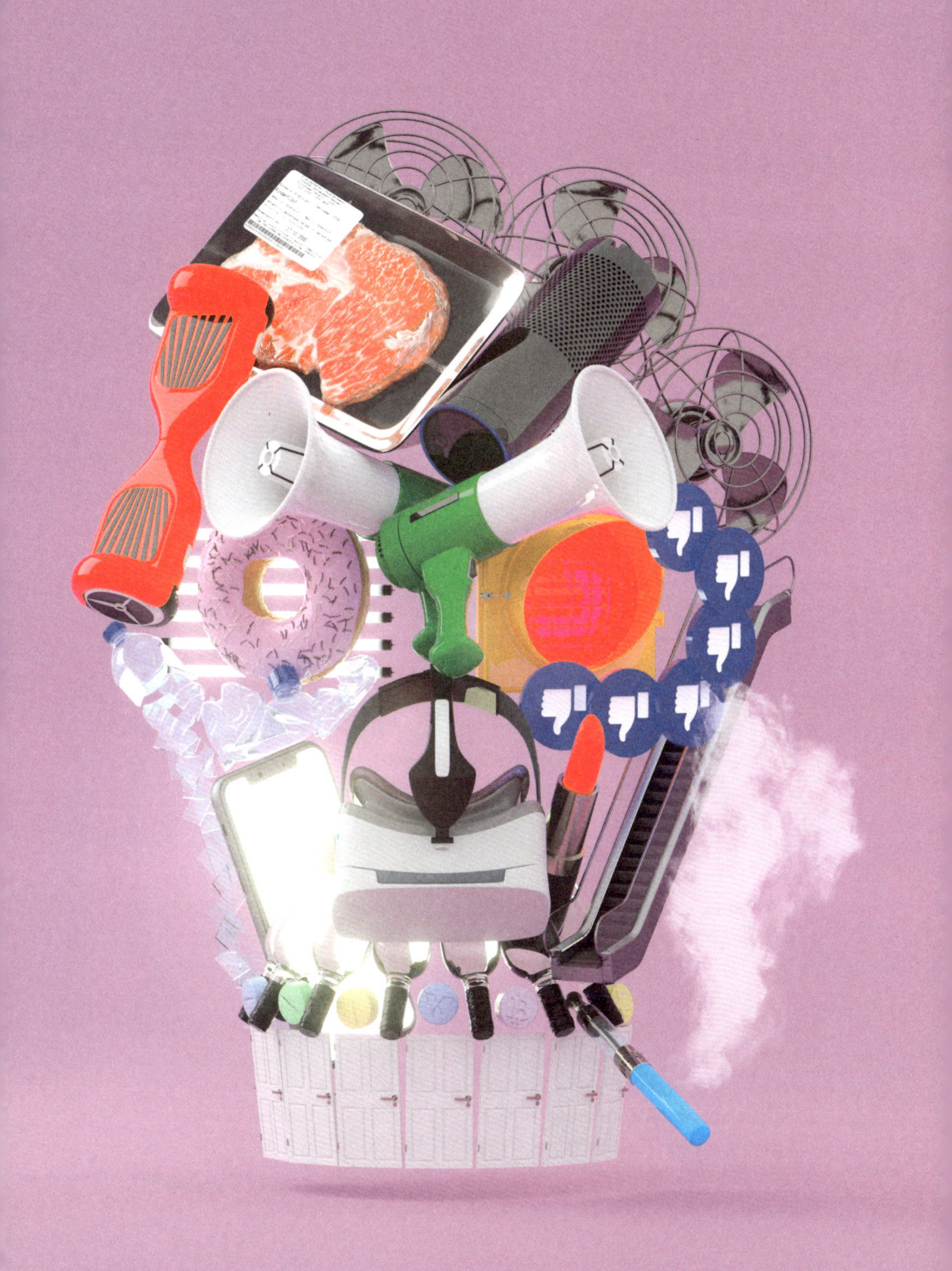

Unsere Gesellschaft wird immer stärker mit den dramatischen Auswirkungen des modernen Lebensstils konfrontiert: Eine wachsende Zahl von Menschen wird an Diabetes und psychischen Erkrankungen durch «digitale Sucht» leiden. Anders als im traditionellen Verständnis von chronischen Patienten werden es auch junge Menschen sein, die unter langsamen Pandemien leiden, was den Druck erhöht, auf eine gesunde Lebensweise umzustellen.

Mit der Zunahme des Bewegungsmangels und Fehlernährung wird die durchschnittliche Lebenserwartung in den OECD-Ländern voraussichtlich zum ersten Mal in der Geschichte sinken. Immer mehr Menschen in der westlichen Welt, aber auch in den Entwicklungsländern, werden an Übergewicht leiden und durch die Zunahme der damit verbundenen Krankheiten wie Diabetes, Krebs oder Herz-Kreislauf-Erkrankungen zu einer schweren gesellschaftlichen Belastung. Auch der Gebrauch von Suchtmitteln wird die Verbreitung dieser Krankheitsbilder verschärfen. Der Ausblick auf die zukünftigen Rahmenbedingungen zeigt, dass neben den bestehenden Risikofaktoren neue Risiken in Form von toxischen Chemikalien, von Luft-, Licht- oder Lärmverschmutzung den Gesundheitszustand der Menschen zunehmend beeinträchtigen.

Darüber hinaus wird die steigende Lebenserwartung zu einer Zunahme von neurodegenerativen Erkrankungen und einer Verbreitung von Multimorbidität führen. Doch anders als bei den derzeitigen Krankheitsbildern werden nicht primär ältere Menschen betroffen sein, sondern auch die jüngeren Generationen – verursacht durch ungesunde Ernährung, wenig Bewegung in einem zunehmend virtuellen Lebensumfeld und eine hohe psychische Belastung. Es wird bereits von einer «verlorenen Generation» gesprochen, die aufgrund von Krankheit weniger produktiv sein wird.

▼ Gesundheit im Zeitalter der Krankheiten

Diese Entwicklung wird sich nicht gleichmässig auf die Gesellschaft auswirken. Es werden statistisch vor allem Menschen mit geringerer Bildung und Einkommen sein, die von den NCDs betroffen sind. Die Krankheiten werden die soziale Mobilität weiter reduzieren und die bestehende Polarisierung verstärken. Auch gut gebildete Schichten sind von den Alltagsrisiken betroffen. Den Schadstoffen in Luft und Grundwasser sind alle ausgesetzt, der zunehmende Leistungsdruck wirkt sich insbesondere auch auf Eliten aus.

Die zentrale Herausforderung: Langsame Pandemien lassen sich nur bedingt reaktiv durch Medikamente oder chirurgische Eingriffe bekämpfen, sondern erfordern eine vorausschauende Anpassung des Verhaltens. Damit rückt das Gesundheitssystem in den Alltag. Die Konsequenz: Die bestehenden Institutionen des Gesundheitssystems sind den Herausforderungen der Zukunft nicht mehr gewachsen.

FOLGEN FÜR DAS GESUNDHEITSWESEN, DIE WIRTSCHAFT UND DIE GESELLSCHAFT

↳ **Wachsendes Bewusstsein für einen gesunden Lebensstil:** Das Erhalten von Gesundheit wird ein Fundament der künftigen Wirtschaft und Gesellschaft. Die Fragen, wie dies erreicht werden kann, wird mehr politische und unternehmensbezogene Entscheidungen beeinflussen.

↳ **Verlagerung der Krankheitsbekämpfung in den Alltag:** Die Zunahme der NCDs steigern den finanziellen Druck auf das Gesundheitssystem. Dies beschleunigt den Druck, eine gesunde Alltagsumgebung und präventive Massnahmen zu realisieren. Kooperationen zwischen traditionellen Kompetenzzentren für Medizin und Unternehmen werden wichtiger.

↳ **Steigendes Bewusstsein für die Krankheitsrisiken der jungen Generation:** Mit der zunehmenden Krankheitslast der jungen Menschen steigt der Druck auf Politik und Wirtschaft zu handeln. Produktivitätsverluste aufgrund psychischer Probleme fördern die Einführung von HR-Kampagnen zur Bekämpfung von Stress und Burn-out.

THESIS 2

THE AGE OF POTENTIAL DISEASES

MIT MEHR WISSEN ÜBER VERANLAGUNGEN LÖSEN SICH DIE GRENZEN ZWISCHEN GESUNDHEIT UND KRANKHEIT AUF.

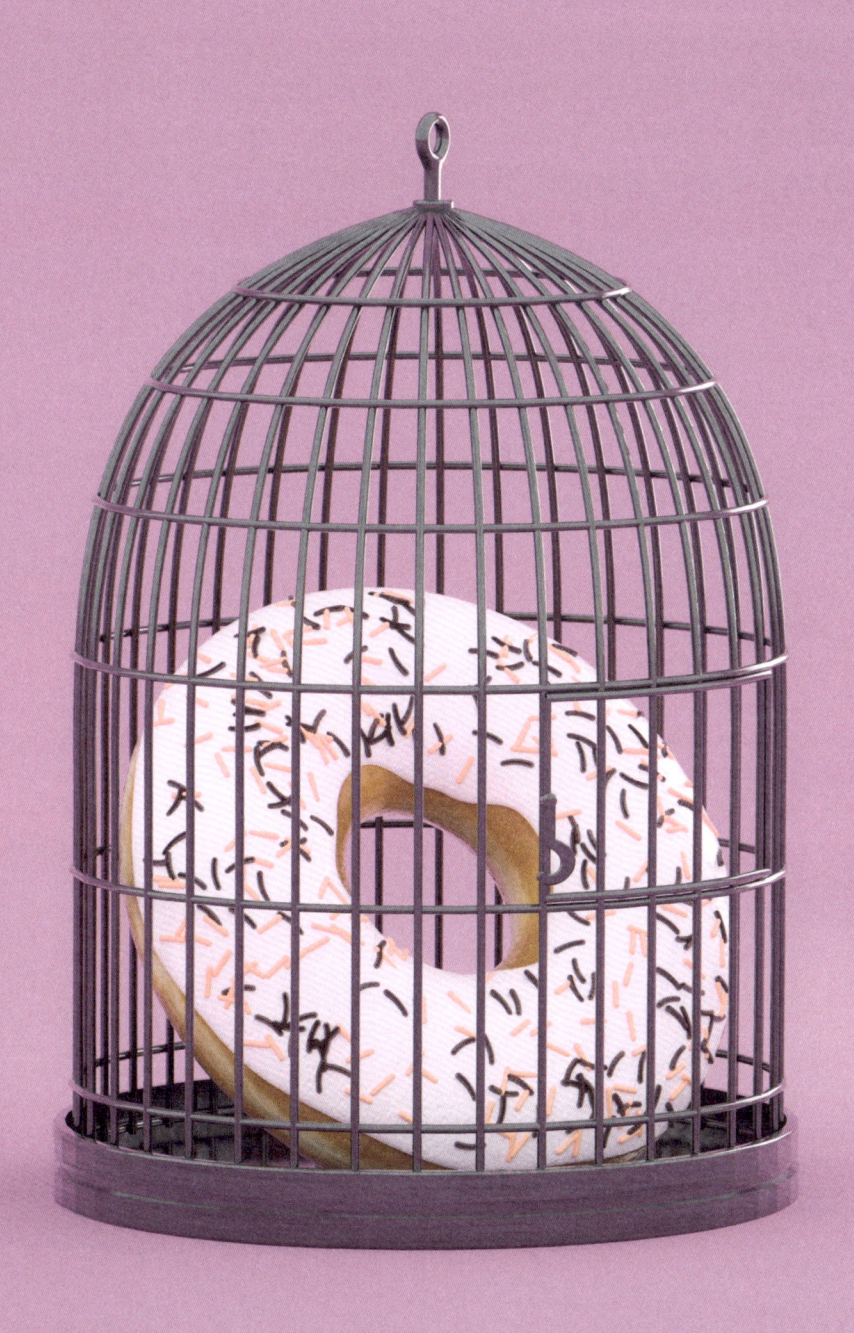

Die immer höhere Präzision und Einfachheit der medizinischen Diagnostik in Verbindung mit einer raschen Verbreitung von Tests ermöglicht eine systematische Früherkennung von Krankheitsrisiken. Mit dem neuen Wissen über Veranlagungen werden mehr Menschen «potenziell» krank. Bestehende Risiken können in künftige Krankheitsbilder übersetzt werden. Wir kennen unsere künftigen Leiden, ob schon wir heute gesund sind. Dies bringt die Chance für mehr Prävention, führt jedoch auch zur Auflösung der Trennung zwischen Gesundheit und Krankheit.

Nach der Covid-19-Pandemie gehören hochentwickelte Screening-Tests zur neuen Normalität unseres Alltags. Die Toilette analysiert Ausscheidungen, um die Qualität des Darmmikrobioms zu überwachen und mögliche Indikatoren für Diabetes zu erkennen, in Kleidung integrierte Sensoren suchen nach Tumoren, bevor diese gefährlich werden. Damit lassen sich nicht nur virale Krankheiten, sondern auch andere Risiken erkennen. Diese «Point-of-Care»-Diagnostik ermöglicht die systematische Identifizierung von Krankheitsrisiken breiter Bevölkerungsgruppen, und zwar nicht nur in Kliniken und spezialisierten Labors, sondern auch im täglichen Leben, zu Hause, am Arbeitsplatz oder unterwegs. Diese Form der «dezentralen» Diagnostik bringt mehr Transparenz über den aktuellen individuellen Gesundheitszustand und über Veranlagungen, ohne Interaktion mit medizinischem Fachpersonal.

Neben den Analysen des Stoffwechsels oder der Gene werden zunehmend auch Verhaltensdaten, bspw. zu Bewegung, Ernährung oder Schlafverhalten, quantifizierbar. Der Einbezug unsere Verhaltens im Alltag wird allgemein als eine notwendige und unausweichliche Entwicklung angesehen. Daten gelten schliesslich als das «Gold» des 21. Jahrhunderts, die mehr Effizienz und vor allem

Gesundheit im Zeitalter der Krankheiten

personalisierte Therapien ermöglichen. Allerdings braucht es dazu eine differenzierte Einordnung.

Die Analyse der wachsenden Datenmengen (Big Data) durch künstlich intelligente Mustererkennung wird dazu beitragen, neue Zusammenhänge zwischen Verhalten und Krankheiten zu identifizieren, die bisher nicht erkennbar waren. Dies liefert einen zentralen Baustein für eine alltagsorientierte Medizin, die Hinweise auf notwendige Verhaltensanpassungen liefert.

Das wachsende Wissen über mögliche künftige Krankheitsrisiken wird aber auch zu Ängsten führen und das Gegenteil dessen bewirken, was gewünscht ist: Eskapismus anstatt einer aktiven Förderung der Gesundheit.

Gleichzeitig muss akzeptiert werden, dass trotz oder wegen der exponentiell wachsenden Menge an verfügbaren medizinischen Daten nicht alle statistischen Korrelationen auch Kausalitäten sind. Sprich, nicht alle theoretischen Risiken, die Datenanalysen finden, treffen auch zu. Die Komplexität biologischer Systeme setzt der Interpretation von Daten also Grenzen, insbesondere wenn es sich um Verhaltensdaten handelt, die sich multifaktoriell auf die Gesundheit auswirken und nicht in klinischen Settings erhoben wurden. Es wird darum auch in Zukunft nicht möglich sein, aus immer mehr Daten zum heutigen Leben eine präzise Aussage über den Gesundheitszustand von morgen zu treffen.

Abseits der Medizin gibt es gesellschaftliche Konsequenzen der Vermessung: Denn eine systematische Erfassung und Überwachung physischer und psychischer Gesundheitsdaten erhöht die Wahrscheinlichkeit, dass bei allen Testpersonen mögliche Krankheitsrisiken erkannt werden. Gesund bleibt so gesehen nur, wer nicht getestet wurde.

Die Folge: Immer mehr Menschen werden «potenziell» krank. Man ist heute gesund, weiss aber, dass man künftig eine Krankheit erwartet – aufgrund von genetischen Veranlagungen, aber eben auch aufgrund von Umwelt- oder Verhaltensrisiken. Darüber hinaus kann die kontinuierliche Früherkennung auch zu einer Zunahme von Zufallsbefunden und dem Risiko von Überdiagnosen beitragen.

Dabei stellt sich auch die Frage der Verantwortung neu: Einerseits sind Krankheiten im Fall von NCDs eine nachweisbare Folge des individuellen Risikoverhaltens, für das jeder Mensch auch selbst verantwortlich ist. Andererseits lassen sich Umweltrisiken nicht vermeiden, genetische

Veranlagungen schon gar nicht. Dies kann fatalistisches Verhalten fördern, da Gesundheit nicht mehr Teil der Eigenverantwortung ist.

Wenn Krankheit zur Normalität wird, weil alle diagnostiziert sind, ändert sich auch unsere Einstellung zur Gesundheit: Denn wenn ein wachsender Teil der Gesamtbevölkerung ohnehin nicht gesund ist, sinkt auch der normative Schwellenwert. Nicht mehr gesund sein ist normal, sondern krank sein. Dies kann einerseits dazu führen, dass der Ehrgeiz, ein gesundes Leben zu führen, nachlässt; andererseits kann die Akzeptanz von Krankheit im Alltag auch dazu beitragen, dass der Leistungsdruck sinkt und der Stress, den hohen Anforderungen gerecht zu werden, nachlässt.

Im Gesamtbild wird sich damit die Trennung zwischen Krankheit und Gesundheit auflösen. Ein Mensch kann gleichzeitig gesund und krank sein. Damit stossen auch die traditionellen Ansätze der Medizin, die auf das Behandeln von Kranken ausgerichtet sind, und die damit verbundenen Finanzierungsmodelle an ihre Grenzen. In solchen Modellen werden vermehrt Menschen behandelt werden, die nach dem bisherigen Verständnis von Gesundheit nicht krank sind. Dies würde zu einer weitreichenden Ausweitung der Nachfrage führen und damit die solidarischen Versicherungsmodelle, die ursprünglich zur Absicherung von Grossrisiken entwickelt wurden, unterlaufen.

FOLGEN FÜR DAS GESUNDHEITSWESEN, DIE WIRTSCHAFT UND DIE GESELLSCHAFT

- **Mehr potenziell kranke Menschen:** Je präziser und häufiger die Untersuchungen auf Risiken, Anomalien und Krankheiten durchgeführt werden, desto mehr Veranlagungen werden auch entdeckt. Dies gilt nicht nur für die genetische Veranlagung, sondern auch für frühe Anzeichen von NCDs als Folge von nachweislich ungesundem Verhalten oder der Exposition gegenüber Umweltrisiken.
- **Aufhebung der Grenzen zwischen Gesundheit und Krankheit:** Die Zunahme lebensstilbedingter chronischer Erkrankungen führt zu einer Koexistenz von Gesundheit und Krankheit. Diese erfordert ein differenziertes Krankheitsverständnis, das über eine binäre Definition von Gesundheit und Krankheit hinausgeht.

▼ Gesundheit im Zeitalter der Krankheiten

↪ **Neudefinition des hippokratischen Eids:** Da Ärzte zunehmend Patienten behandeln werden, die noch nicht krank sind, ist es auch notwendig, den bestehenden hippokratischen Eid zu erweitern und Modelle zu definieren, um «gesunde Patienten» zu therapieren. Dazu gehört auch eine Anpassung der finanziellen Vergütungssysteme.

THESIS 3
THE HARMFUL EVERYDAY LIFE

MEHR TRANSPARENZ ÜBER DIE RISIKEN
IN UNSERER UMWELT FÜHRT ZU ÄNGSTEN
UND EINER EINSCHRÄNKUNG DER
INDIVIDUELLEN FREIHEIT.

0 BPM

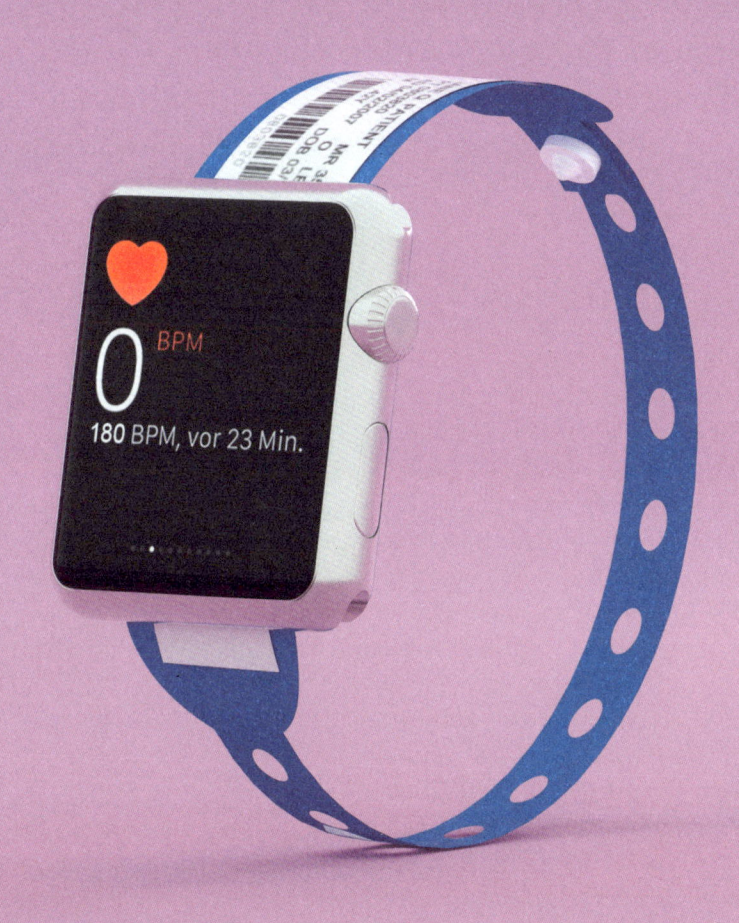

180 BPM, vor 23 Min.

CONNECT

Mit den immer besseren Nachweismethoden für Gesundheitsrisiken in unserer täglichen Umgebung von Nahrung bis zur Luft wächst das Bewusstsein für die unsichtbaren Gefahren des Alltags. Diese Sensibilisierung hilft Gesundheitsrisiken zu vermeiden oder gar zu eliminieren. Das wachsende (Halb-)Wissen über reale, mögliche und eingebildete Gefahren trägt aber dazu bei, die Entscheidungskompetenz der Menschen zunehmend zu untergraben – und unsere Freiheit zu limitieren. Denn wenn überall Gefahren lauern, kann ein gesundes Leben nur durch massive Einschränkungen erreicht werden.

Der künftige Alltag birgt zunehmende Vielfalt an Gesundheitsrisiken in fast allen Lebensbereichen – von rotem Fleisch bis zu schlechter Raumluftqualität oder Kunststoffrückständen in Verpackungen. Das bessere Verständnis der Auswirkungen von Umwelt, Materialien oder Lebensmitteln auf unsere Gesundheit erweitert dabei die Möglichkeiten, unser Verhalten zu optimieren und Risiken zu vermeiden. Diese Entscheidungsgrundlagen werden weiter ausgebaut: Intelligente Sensoren in Wohnungen, Büros, Autos oder mobilen Geräten, welche die Inhaltsstoffe von Lebensmitteln, die Wasserqualität oder die Konzentration gefährlicher Stoffe in der Wohnumgebung überwachen, sind Teil des künftigen Alltags.

Die Bereitstellung der entsprechenden Daten erhöht zunächst die allgemeine Transparenz und kann die Menschen in die Lage versetzen, bessere Entscheidungen bezüglich ihrer Gesundheit zu treffen. Sie kann aber paradoxerweise auch zu mehr Unsicherheit führen. Die Herausforderung liegt indes darin, dass je präziser wir potenziell gefährliche Substanzen diagnostizieren, desto mehr Risiken sich auch finden lassen.

Gesundheit im Zeitalter der Krankheiten

Letztlich wird alles in unserem Alltag ungesund. Ob es sich um Schlafmangel, die Luft, die wir atmen, das Aluminium in unserem Deodorant, die Farbe an unseren Wänden, in veganen Lebensmitteln oder Lippenstiften handelt, eine mögliche Gefahr für unsere Gesundheit lauert hinter jeder Ecke. Dass in den meisten Fällen die effektiven Konzentrationen relevant sind, geht in einer übersensibilisierten Welt unter.

Hinzu kommt das generell rückläufige Vertrauen in traditionelle Eliten und der Übergang in eine postfaktische Welt, bei der subjektive Meinungen mehr zählen als wissenschaftliche Erkenntnisse. In diesem Kontext wird es schwieriger, zwischen echten und gefühlten Gefahren zu unterscheiden, bestehende Ängste über gesundheitliche Folgen elektromagnetischer Strahlung werden durch das Fehlen langfristiger Beweise in den Online-Echokammern weiter verstärkt.

Dies betrifft auch den alltäglichen Umgang mit Lebensmitteln. Im Grossstadtdschungel der Superfoods und «natürlichen, hausgemachten» Zutaten kann es schnell passieren, dass man den Wald vor lauter Bäumen nicht mehr sieht. Die Verbraucher suchen Sicherheit in Produkten und Dienstleistungen, die versprechen, die Gesundheitsrisiken zu verringern. Angefangen bei Vorhängen zur Luftreinigung bis hin zu esoterischen Inhaltsstoffen in den Frühstücksflocken.

Vor diesem Hintergrund wird die Suche nach Informationen, Orientierungshilfen und gesundheitsfördernden Produkten zu einem zentralen Innovationsfeld für Unternehmen und die öffentliche Hand. Von der Architektur bis hin zu Konsumgütern oder Bildungsangeboten eröffnen sich künftig neue Differenzierungsfelder durch einen Nutzen für die Gesundheit.

Im Kern steht die Ernährung. Schon heute geben Restaurants auf ihren Speisekarten Kalorien- und Fettprozente an, Labels oder Ampelsysteme versprechen Unterstützung bei der Entscheidungsfindung. In der Realität werden solche Vereinfachungen der zugrundeliegenden Komplexität oftmals nicht gerecht und können zu einem einseitigen Verhalten oder zu mehr Verunsicherung beitragen. Ampelsysteme können bspw. nicht berücksichtigen, wie ein einzelnes Produkt in die Ernährungsqualität des gesamten Konsummusters einer Person passt. Gleichzeitig wird die Transparenz über mögliche gesundheitliche Auswirkungen häufig durch einen fehlenden wissenschaftlichen Konsens oder ein Marketingversprechen unterlaufen. Der Versuch von Unternehmen, sich für die

Gesundheit von Kunden, Gesellschaft und Natur einzusetzen, ist dabei stets vom Verdacht von eines «Health Washings» begleitet, so dass nur Organisationen, die sich mit ihren Wertegrundlagen langfristigen Zielen verpflichten, Vertrauen aufbauen können. Dies ist auch die Voraussetzung für einen echten Einfluss im Kampf gegen die langsamen Pandemien.

FOLGEN FÜR DAS GESUNDHEITSWESEN, DIE WIRTSCHAFT UND DIE GESELLSCHAFT

- **Wachsender regulatorischer Druck:** Die Hersteller ungesunder Produkte sind mit steigenden Steuern, Produktverboten oder öffentlichen Anschuldigungen konfrontiert. Infolgedessen führt die Suche nach gesünderen Produktalternativen, nach Ersatz für ungesunde Inhaltsstoffe oder nach Anreizen zur Verhaltensänderung zu einer breiteren Ausrichtung der Innovation.
- **Suche nach einer besseren Entscheidungshilfe:** Die Nachfrage der Verbraucher nach einer transparenten Kommunikation von Gesundheitsrisiken führt zur Entwicklung von ausgeklügelten Kennzeichnungssystemen für gesunde Lebensstandards.
- **Wachsende Verunsicherung:** Die Sorge um die Gesundheit führt zu einer steigenden Prävalenz von Angstzuständen und Essstörungen.
- **Eingeschränkte Freiheit:** Angesichts zunehmender Gesundheitsrisiken und regulatorischer Einschränkungen wird ein gesunder Lebensstandard durch mehr Einschränkungen im Alltag definiert – begleitet von der Suche nach einer besseren Lebensqualität.

▼ Gesundheit im Zeitalter der Krankheiten

THESIS 4
BACK TO BLOCKBUSTERS

MIT DER ZUNEHMENDEN KOMPLEXITÄT DER PERSONALISIERTEN GESUNDHEIT RÜCKEN ALLGEMEINE LEITLINIEN WIEDER IN DEN VORDERGRUND.

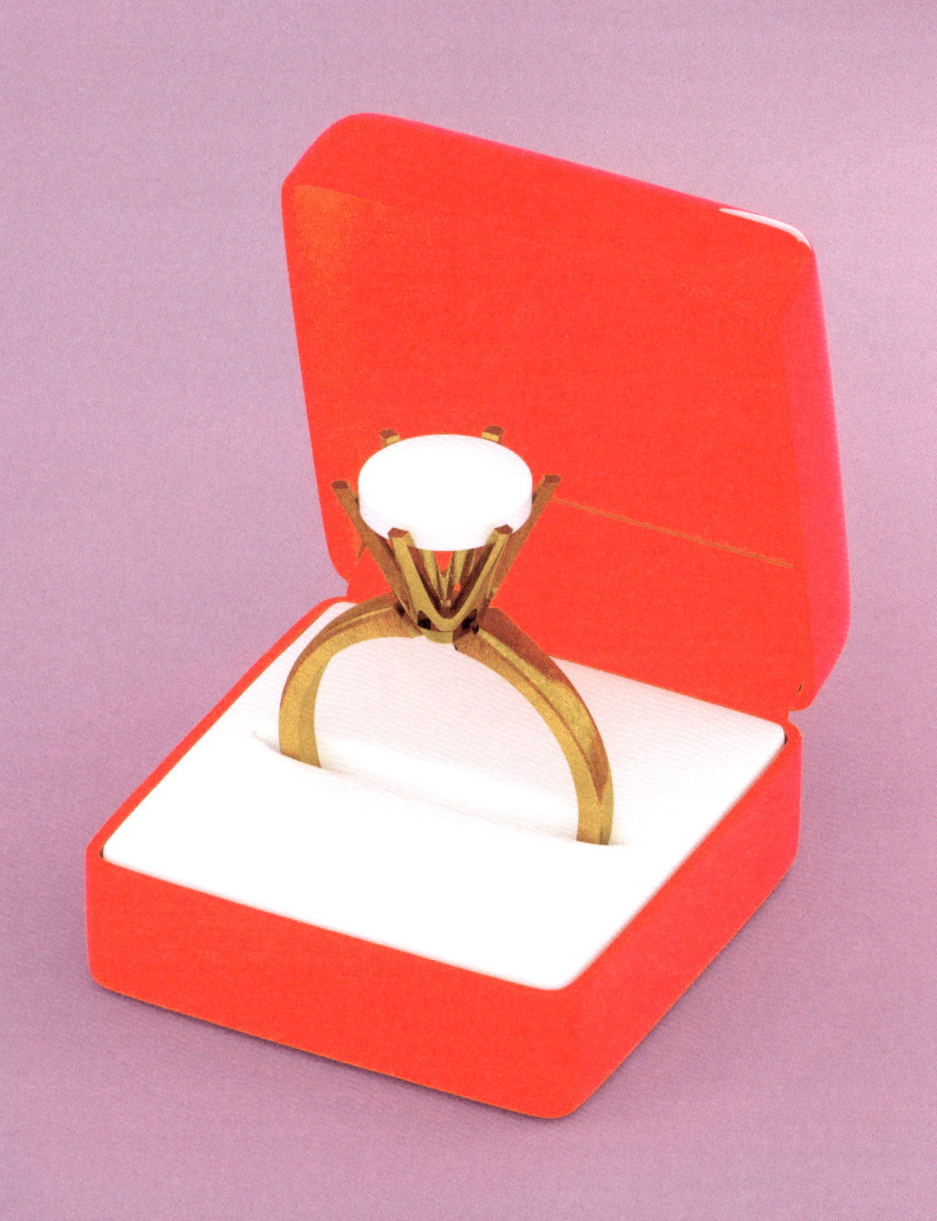

CONNECT

> Die Personalisierung der Gesundheit ist die offizielle Vision der meisten Gesundheitssysteme. Bei der Umsetzung in die Realität gibt es jedoch Limitationen: Eine enorme Komplexität und Überhäufung der Menschen im Umgang mit immer mehr massgeschneiderten Hinweisen führt zu einer Überforderung. Individualisierte Ernährungslösungen sind logistisch anspruchsvoll und führen zu mehr Einsamkeit. Anstelle der Hyper-personalisierung wird die Blockbuster-Logik zur zentralen Grundlage für die Bekämpfung der langsamen Pandemien.

Mit dem Menschen im Mittelpunkt der Gesellschaft werden immer mehr Produkte und Dienstleistungen auf individuelle Bedürfnisse zugeschnitten. Auch in Bezug auf die Gesundheit, wo die so genannte «Precision Medicine» seit Längerem das Ende der Blockbuster-Medikamente einläutet. Dieser Ansatz setzt auf den Einbezug von genetischen Grundlagen für die Entwicklung massgeschneiderter Therapien. Es werden dabei nicht mehr die gleichen Lösungen für alle, sondern massgeschneiderte Lösungen sein, mit denen Krankheiten im 21. Jahrhundert behandelt werden sollen.

Während personalisierte Lösungen in der Vergangenheit immer auf menschlicher Anpassungsleistung basierte, verspricht die Digitalisierung eine automatisierte Individualisierung von Massenprodukten. Die Grundlage dafür liefern Daten über individuelle Bedürfnisse und Veranlagungen.

Die Vision von massgeschneiderten Arzneimitteln wird aktuell um den Einbezug von Alltagsdaten erweitert. Ziel ist das Anpassen von Konsumgütern, von Möbelstücken bis hin zu Nahrungsmitteln auf die individuellen Anforderungen eines Menschen. Insbesondere Diäten sollen vermehrt auf die individuellen Bedürfnisse zugeschnitten werden, wobei Stoffwechseleigenschaften oder das tägliche Mass an körperlicher Aktivität berücksichtigt werden.

Der Trend zur Individualisierung geht Hand in Hand mit der Do-it-yourself-Bewegung, insbesondere im Umgang mit Gesundheitsprodukten, aber auch Genussmitteln. So erlebt die Hausmedizin eine Renaissance, Lebensmittel werden auf Balkonen angebaut und Vaping-Produkte mit bevorzugten Geschmacksstoffen personalisiert. Diese Tendenz ist als Gegentrend zum Umfeld mit weitgehend industriell gefertigten Standardprodukten zu verstehen und stellt den Wunsch nach Einflussnahme und Selbstwirksamkeit in den Mittelpunkt.

Im Gesundheitssystem äussert sich diese Tendenz auch in abflachenden Hierarchien und der nachvollziehbaren Anforderung von Patienten, auf Augenhöhe mit Fachkräften in die Therapiegestaltung einbezogen zu werden. In der Tendenz bedeutet dies, dass immer mehr Patientinnen und Patienten mit- oder gar selbst bestimmen, Präparate kombinieren und Therapien koordinieren. Diese Rückgewinnung von Verantwortung dürfte sich positiv auf die Volksgesundheit auswirken. Nur wenn Menschen eigenständig entscheiden können, werden sie Souveränität einfordern, anstatt sie an Dritte auszulagern. Gerade mit Blick auf den Umgang mit NCDs im Alltag ist diese Art der Gesundheitskompetenz entscheidend.

Eine wichtige Herausforderung der Zukunft liegt dabei im rückläufigen Vertrauen in die Wissenschaft. Denn wenn medizinische Entscheidungen auf Halb- oder Falschwissen beruhen, droht Gefahr. Die breite Verfügbarkeit von falschen Informationen in den digitalen Medien bringen weitreichende Risiken im Umfeld einer Bottom-up-Medizin. Immer mehr Menschen treffen so Entscheidungen, die auf Überzeugungen und nicht auf wissenschaftlichen Fakten beruhen. Während Gesundheitsexperten mit zunehmender Skepsis begegnet wird, gewinnen Blogger oder selbst ernannte Influencer als Quelle des Vertrauens in den einschlägigen sozialen Milieus an Autorität. Peer-Groups können einfache und wirksame Möglichkeiten bieten, sich mit anderen Patienten oder Gleichgesinnten auszutauschen, sie können aber auch zu einer Quelle der Polarisierung werden und wissenschaftliche Erkenntnisse den Gefühlen unterordnen. Dies vor allem, da auch medizinische Wissensvermittlung zunehmend mit Unterhaltungselementen verwoben wird, um im Umfeld der Aufmerksamkeitsökonomie noch Gehör zu finden.

Diese «Demokratisierung» wird auch zu mehr Experimenten mit alternativen Therapien und DIY-Medizin führen, die mehr Risiken bringen, als eine echte Alternative für eine bessere Gesundheit zu sein. Teil dieser Narrative sind Mythen über die gesundheitsfördernde Wirkung von unseriösen Diäten bis hin zur Kombination von Medikamenten oder Suchtmitteln, die sich gegenseitig beeinflussen und dadurch die Gesundheit gefährden.

Die Fähigkeit, rationale Entscheidungen zu treffen, wird schon heute durch die exponentiell wachsende Menge an Fakten unterlaufen. Die Herausforderung liegt unter anderem darin, dass auch wissenschaftlich fundierte Erkenntnisse widersprüchlich sein können oder unterschiedliche Interpretationen zulassen. So kann eine gewisse Menge an Alkohol mit einem Glas Wein oder Bier durchaus positive Wirkungen auf die Gesundheit haben, allerdings nur bei geringen Dosierungen und nicht bei allen Menschen. Personalisierte Empfehlungen sind folglich per Definition von Mensch zu Mensch unterschiedlich und können entsprechend zu Missverständnissen führen.

Dieselbe Problematik zeigt sich beim Umgang mit den immer grösser werdenden Produktpaletten als logische Folge der individualisierten Gesundheit. In der Theorie können Konzepte einer personalisierten Ernährung Risiken reduzieren, indem bspw. Allergien berücksichtigt werden. Beim Einkaufen oder Zubereiten für eine Familie erhöht sich jedoch die Komplexität. Im Detailhandel bräuchte es immer grössere Regale, um die Vielfalt der verschiedenen Produktvarianten abzubilden. In der Realität stossen diese Anforderungen an praktische Grenzen von Raum und Rentabilität.

In der Konsequenz braucht es eine Rückkehr zum «Blockbuster»-Ansatz. Hyperindividuelle Empfehlungen sind sowohl bei Verhaltensrichtlinien schwer umzusetzen, ebenso beim Handling der immer grösseren Produktpalette. Was in einer Klinik funktioniert, stösst in einem alltagsorientierten Gesundheitssystem an Grenzen. Allgemeine Richtlinien können je nachdem sogar die Gesundheit verbessern. Bei der Ernährung haben Langzeit-Metastudien immer wieder gezeigt, dass nicht einzelne Diäten entscheidend sind, sondern eine Balance zu halten, und die Kombination von Bewegung mit einer gesunden Ernährung ohne Zucker- und Fleischüberschuss.[1] Das schliesst natürlich nicht aus, dass man auf individuelle Unverträglichkeiten, Bedürfnisse oder Er-

▼ Gesundheit im Zeitalter der Krankheiten

eignisse Rücksicht nehmen muss. Dies wird jedoch kaum durch einen umfassenden, übergreifenden und automatisierten Ansatz geschehen. Vielmehr durch die Eigenverantwortung der Menschen, im Zusammenspiel mit menschlichen Experten oder Gleichgesinnten.

FOLGEN FÜR DAS GESUNDHEITSWESEN, DIE WIRTSCHAFT UND DIE GESELLSCHAFT

↪ **Diversifizierung der Gesundheitsversorgung:** Anstelle einer Hierarchie, die auf medizinischem Fachwissen basiert, besteht die künftige Gesundheitslandschaft aus parallelen, glaubensbasierten Teilsystemen, die nebeneinander existieren.
↪ **Individuelle Therapien erhöhen Gesundheitsrisiken:** Neue Gesundheitsrisiken entstehen durch unabhängige und glaubensbasierte Gesundheitsentscheidungen und Therapien.
↪ **Anpassung der Vision der Personalisierung:** Aufgrund der zunehmenden Komplexität einer vollständig personalisierten Gesundheitsversorgung wird die Vision umsetzbarer Ziele der individuellen Gesundheit auf der Grundlage eines realistischen Kosten-Zeit-Nutzen-Verhältnisses angepasst.

THESIS 5

THE RISE OF HEALTH CONTROL

DIE NÄCHSTE GENERATION SMARTER REGULIERUNG WIRD DATENGESTEUERT, PERSONALISIERT UND SITUATIV WERDEN. DOCH EINE WIRKLICH INTELLIGENTE STEUERUNG UNSERER GESUNDHEIT ERFORDERT ZUNÄCHST EINE GRUNDLEGENDE DEBATTE ÜBER INDIVIDUELLE FREIHEIT UND GESELLSCHAFTLICHE VERANTWORTUNG.

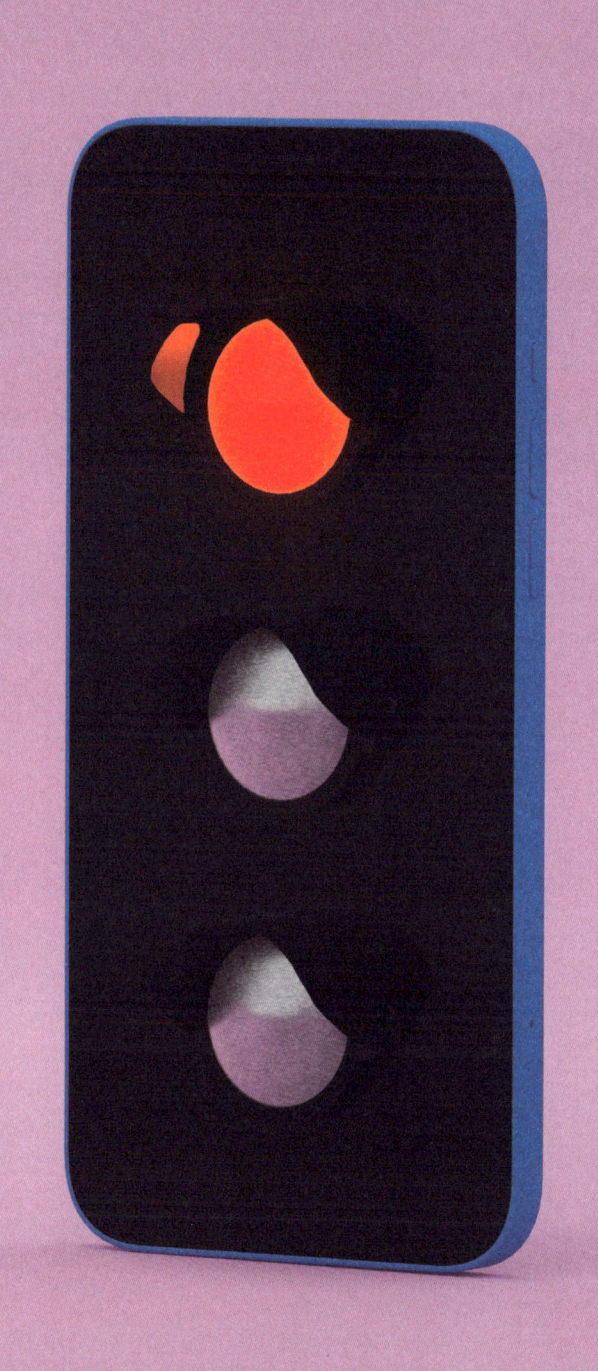

> In einer gesundheitsorientierten Gesellschaft wird es mehr Wahlbeschränkungen und Steuerungsmechanismen geben, um die negativen Folgen eines ungesunden Lebensstils und von Umweltrisiken zu reduzieren. So könnten Verhaltensdaten künftig für Nudging-Interventionen oder individuelle Einschränkungen eingesetzt werden. Die Social-Scoring-Systeme in China sind bereits Realität. Dies mag eine effektive Lösung sein, um Verhaltensänderung wirksam durchzusetzen, unterläuft aber die Grundprinzipien einer liberalen Gesellschaftsordnung. Um digitale Lösungen für Verhaltenssteuerung zu nutzen, braucht es zunächst eine grundlegende öffentliche Debatte über das Verhältnis zwischen individueller Freiheit und unserer Verantwortung gegenüber der Gesellschaft.

Die zunehmende Belastung der öffentlichen Gesundheit durch den modernen Lebensstil und umweltbedingte Risikofaktoren fördert eine gesellschaftliche und politische Dynamik für die Einführung neuer Regulierungen und Einschränkungen. Diese betreffen Bürgerinnen und Bürger genauso wie Unternehmen in allen Sektoren, die einen Einfluss auf die Gesundheit haben. Dies gilt nicht nur für Lebensmittel, wo Verbote oder Steuern auf Zucker oder Fett seit vielen Jahren diskutiert werden und in einigen Ländern schon seit Jahrzehnten zur Realität gehören. Für alle Produkte oder Dienstleistungen, bei denen eine negative Auswirkung auf unsere Gesundheit nachgewiesen werden kann – von Lärmemissionen der Baubranche oder der Airlines, über Mikro- oder

▼ Gesundheit im Zeitalter der Krankheiten

Nanopartikel in Verpackungen und Kosmetika bis hin zu schlechter Luft in Büros und Wohnräumen oder digitale Dienstleistungen, die Suchtverhalten oder Rückenschäden verursachen können.

So sind künftig sämtliche Hersteller und Distributoren von Gütern des täglichen Bedarfs mit Gesundheits- und entsprechenden Reputationsrisiken konfrontiert. Diese Tendenz betrifft aber nicht allein die Unternehmen. Auch die individuelle Verantwortung rückt mit dem wachsenden Allgemeinwissen über die Folgen von risikoreichem Verhalten und vor allem mit der Möglichkeit, (Fehl-)Verhalten im Alltag durch digitale Trackingsysteme nachzuweisen, in den Mittelpunkt.

Die zunehmende Krankheitslast und der drohende massive Anstieg der Gesundheitskosten wird angesichts der mangelnden Erfolge traditioneller Präventionskampagnen dazu führen, dass immer mehr Regierungen auf die einzigen historisch wirksamen Mittel zur Verhaltensänderung setzen: Preise oder Verbote.

Der Einsatz von digitalen Systemen eröffnet dabei neue Möglichkeiten, diese Steuerungsmittel differenziert zu nutzen, indem Preise dynamisch angepasst und Verbote nuanciert in unterschiedlichen Stufen von Einschränkungen umgesetzt werden können. Dies kann für Nudging-Lösungen durch Preisanpassungen bei Versicherungen oder risikobehafteten Produkten genutzt werden. Darüber hinaus ermöglichen Datenanalysen Guidance-Empfehlungen basierend auf der Berücksichtigung von Umweltrisiken oder individuellen Veranlagungen. Menschen mit erhöhtem Risiko für Diabetes können zum Beispiel beim Einkaufen dabei unterstützt werden, zuckerarme Lebensmittel zu kaufen, ältere Menschen können sich auf Hitzewellen in Städten vorbereiten. Dies ermöglicht die Mitigation von Gefahren bis zur Förderung von Prävention – eine smarte Kontrolle unserer Gesundheit. Das Erfassen verhaltensbezogener und biometrischer Informationen bildet dabei die Grundlage für situationsbezogene Versicherungslösungen und ausgeklügelte Bonus-Malus-Systeme.

Die Anwendung von steuernden digitalen Systemen wirft jedoch ethische Bedenken auf mehreren Ebenen auf: Einerseits gilt es, die Privatsphäre der Menschen zu garantieren, die gerade in Bezug auf die Gesundheit heikel ist. Andererseits muss sichergestellt werden, dass Transparenz und Rechenschaftspflicht bei Nudging-Anwendungen gewährleistet sind, um Diskriminierung und Manipulation zu verhindern.

CONNECT

Datenbasierte Entscheidungen können eine Grundlage für Fairness sein, sie können aber auch Solidaritäten unterlaufen, wenn sich Bevölkerungsgruppen benachteiligt fühlen.

Losgelöst von den grundsätzlichen gesellschaftlichen Fragen stösst auch die «smarte» Regulierung wie alle datenbasierten Anwendungen an technische Grenzen. Die zunehmende Vielfalt von Lebensstilen, Risikofaktoren und Interventionen führt zu einer enorm hohen Komplexität von Optionen, die von einem digitalen System nicht modelliert oder vorhergesehen werden können. Eine datenbasierte Regulierung würde sich daher auf ausgewählte Bereiche des täglichen Lebens konzentrieren, in denen es eindeutige Verhalten-Risiko-Zusammenhänge gibt, die auch durch Echtzeitdaten erfasst werden können.

Fakt ist, Einschränkungen werden in Zukunft eine grössere Rolle spielen. Anders als bei den chinesischen Social-Scoring-Systemen, die die individuellen Freiheiten zu grossen Teilen beschneiden, wenn ein vermeintliches Fehlverhalten vorliegt, kommt eine liberale Gesellschaft nicht ohne Freiwilligkeit aus. Das Ausmass und die Anwendungsbereiche, in denen Verbote und Einschränkungen individueller Freiheitsgrade akzeptierbar sind, so wie heute das Verbot von Rauchen in Innenräumen nicht mehr in Frage gestellt wird, muss in grundlegenden öffentlichen Debatten ausgehandelt werden. Ebenso die Frage, inwiefern unterschiedliche Regulierungen für unterschiedliche Bevölkerungsgruppen in Abhängigkeit von Verhaltensweisen wünschenswert sind.

Eine zentrale Rolle spielen darum auch die Wertegrundlagen, die dazu beitragen, gesundes Verhalten als Statussymbol zu etablieren und so zur Bekämpfung der langsamen Pandemien beizutragen, ohne dass Verhaltensänderungen als Einschränkungen empfunden werden. Die Renaissance von Werten rund um Disziplin und die Akzeptanz von Restriktionen fördern die soziale Kontrolle und damit auch eine rückläufige Toleranz gegenüber Abweichungen von den herrschenden Normen. Während gemässigte Formen der sozialen Kontrolle zu einer Verbesserung der öffentlichen Gesundheit beitragen könnten, können sie auch zur Stigmatisierung und Diskriminierung von Menschen mit gesundheitlichen Problemen führen, zum Beispiel gegenüber Menschen mit Fettleibigkeit oder psychischen Problemen.

Klar ist somit, dass eine einheitliche Wertebasis weder realistisch noch wünschenswert ist. Ebenso klar ist, dass es neben dem Schutz von

▼ Gesundheit im Zeitalter der Krankheiten

individuellen Freiheitsgraden auch eine Verantwortung der Individuen gegenüber der Gemeinschaft gibt – gerade in einer liberalen Gesellschaft. In diesem Spannungsfeld Toleranz zu schaffen ist einer der zentralen künftigen Herausforderungen für alle Demokratien.

FOLGEN FÜR DAS GESUNDHEITSWESEN, DIE WIRTSCHAFT UND DIE GESELLSCHAFT

↳ **Regulatorischer Druck auf ungesunde Produkte:** Ein wachsender öffentlicher und politischer Druck auf alle Hersteller und Vertreiber von ungesunden Produkten und Dienstleistungen ist zu beobachten. Gleichzeitig steigt das Angebot an «gesunden Genussprodukten», die bequeme Alternativen für einen restriktiven Lebensstil bieten, wie Spirituosen ohne Alkohol, rotes In-vitro-Fleisch oder digitale Entgiftungs-Programme.

↳ **Solidarität im Wandel:** Der Druck auf Menschen, die nicht den Verhaltensnormen eines gesunden Lebensstils entsprechen, steigt. Gleichzeitig besteht die Möglichkeit, mit dem Übergang zu individualisiertem Nudging und Sanktionierung mehr Fairness zu schaffen. Parallel verschärfen sich Grundsatzdiskussionen über die Sinnhaftigkeit und Umsetzungsmöglichkeit von Bonus- und Malus-Systemen basierend auf der Analyse von Verhaltensdaten.

↳ **Neue Märkte für Verhaltensänderungen:** Es bestehen Wachstumschancen für Produkte und Dienstleistungen, die einen gesunden Lebensstil unterstützen. Fehlende Dateninfrastruktur, um diese nutzbar zu machen. Durch das Schaffen von Marken und Statussymbolen, kann die Gesundheit durch Verzicht gefördert werden, zum Beispiel durch das Verzichten auf Zucker oder Alkohol als Lifestyle.

THESIS 6
THE ADVENT OF BRAVE NEW THERAPIES

IM UMGANG MIT DEN LANGSAMEN PANDEMIEN ENTSTEHT EIN IMMER BREITERES SPEKTRUM VON THERAPIEN – VON PRÄDIKTIVEN MEDIKAMENTEN BIS ZU VIRTUELLEN BEHANDLUNGEN. DAMIT DIESE ANSÄTZE EINE ECHTE WIRKSAMKEIT ENTFALTEN, BRAUCHT ES ABER EINE NEUE KULTUR DER GESUNDHEITSVERSORGUNG.

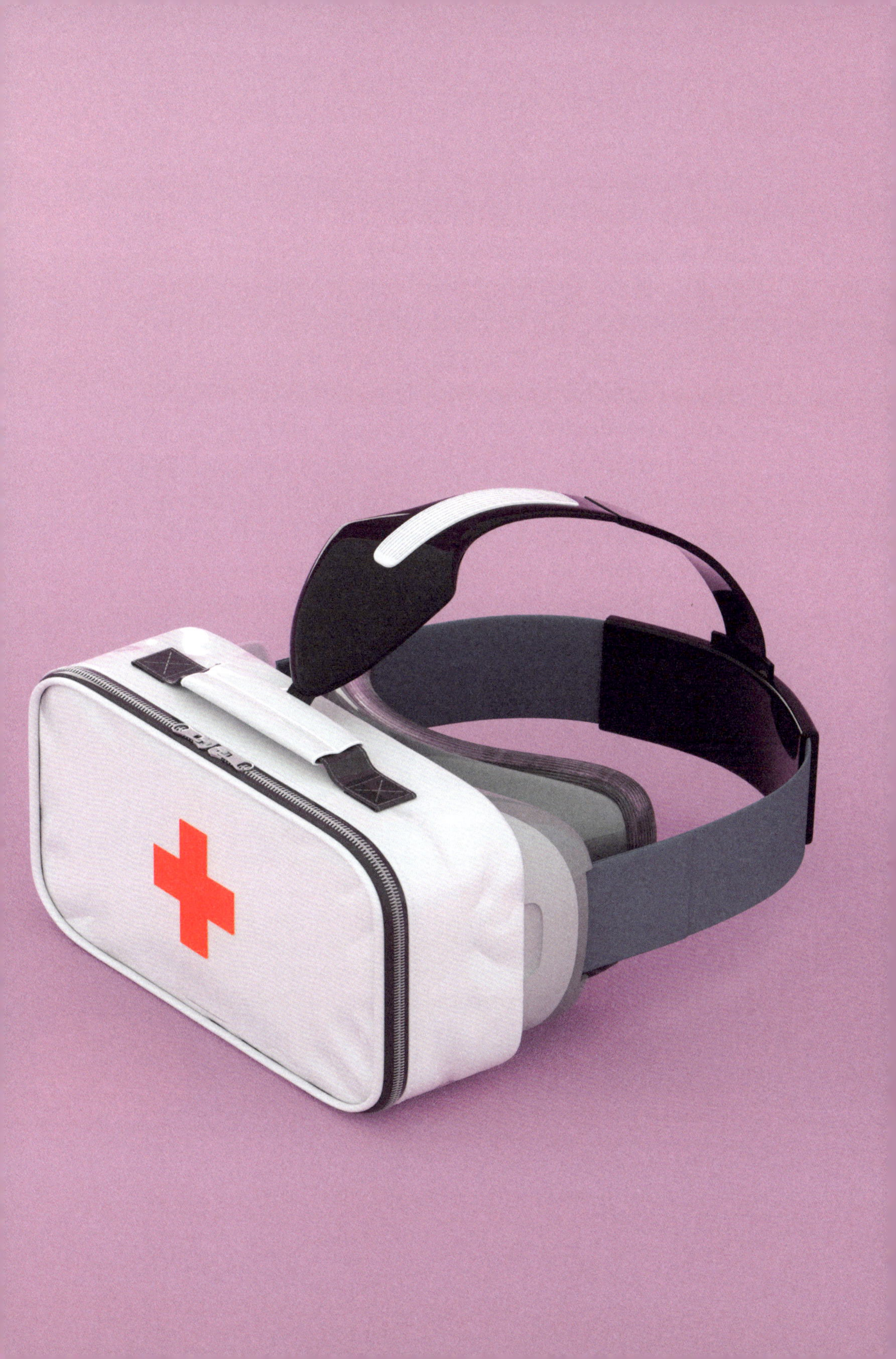

Der Mangel an effektiven Therapien im Umgang mit NCDs regt Produktinnovationen an und erfordert neue Behandlungsansätze. Aktuell entsteht ein immer breitre Spektrum von Lösungen. Während einige darauf abzielen, biologische Schäden zu reparieren, eröffnen prädiktive Therapien ein neues Paradigma der Medizin. Mit Blick auf die nötigen Verhaltensänderungen geht es zunehmend um ein «Hacken» unseres Gehirns, bei dem Suchtverhalten und eingespielte Tagesabläufe aufgebrochen werden sollen. Dabei sollen künftig virtuelle Therapien oder sogar psychoaktive Substanzen eine zentrale Rolle spielen. Die Voraussetzung für Erfolg liegt aber in der Befähigung der Menschen.

Aufgrund des Charakters der nicht übertragbaren Krankheiten und ihrer Wurzeln durch die Entstehung im Alltag sind herkömmliche Therapieansätze durch pharmazeutische oder medizinische Eingriffe nur bedingt wirksam. Durch den reaktiven Einsatz, wenn sich die Krankheitsbilder schon manifestiert haben, bekämpfen sie auch nur die Symptome, nicht die Ursachen. Auch können viele der lebensstilbedingten chronischen Erkrankungen nicht durch einmalige Eingriffe in medizinischen Zentren geheilt werden, da sie sich im Laufe der Zeit graduell entwickeln und entsprechend eine kontinuierliche Behandlung benötigen.

Der eigentliche Umgang mit NCDs erfordert darum einen Paradigmenwechsel, der stellvertretend für die Medizin des 21. Jahrhunderts sein dürfte: den Übergang in ein vorsorgendes, prädiktives Gesundheitssystem mit Verankerung im Alltag.

Der notwendige und absehbare nächste Schwerpunkt für hochentwickelte Arzneimittel dürfte in der Etablierung von prädiktiven

Therapien liegen, die nicht erst dann eingesetzt werden, wenn ein Mensch erkrankt ist, sondern bereits im Voraus, wenn klare Risikoprofile identifiziert sind. Die Anforderungen für Zulassungen dürften in diesen Fällen noch höher sein, was den Qualitätsanspruch – und damit verbunden auch die Kosten weiter ansteigen lässt. Auch gesellschaftlich gibt es dafür kritische Aspekte. Neben der Neudefinition des hippokratischen Eids untergraben solche Therapieansätze die Eigenverantwortung zur Vorsorge und fördern ein fatalistisches Verhalten, bei dem weiter ungesund gelebt wird und die negativen Folgen durch Medikamente geheilt werden. In der Folge müssten solche Therapien in diesen Fällen nicht solidarisch, sondern privat finanziert werden, ander bei genetischen Veranlagungen. Die Beweisführung, wo ein Mensch selbst verantwortlich ist und in welchen Bereichen nicht, dürfte allerdings eine hohe Komplexität mit sich bringen, da eine «faire» Grundlage nur schwer zu etablieren ist.

Neben den Medikamenten dürften Konsumgüter eine zentrale Rolle spielen, um den langsamen Pandemien entgegenzutreten. Ausgerichtet auf den zunehmenden gesellschaftlichen und regulatorischen Druck, der mit den wachsenden negativen Auswirkungen der NCDs einhergeht, haben private und öffentliche Akteure begonnen, in Produktinnovationen und neue Lösungen zu investieren, die helfen, Risiken zu reduzieren, anstatt Krankheiten zu behandeln. Lebensmittelprodukte mit reduziertem Zucker, Fett oder zusätzlichen nützlichen Inhaltsstoffen sind seit vielen Jahren als «funktionelle Lebensmittel» auf dem Markt. Sie versprechen ein hohes Mass an Convenience oder Genuss bei gleichzeitig weniger negativen oder sogar positiven gesundheitlichen Auswirkungen. Die erste Generation dieser funktionellen Produkte war jedoch nicht erfolgreich, da sie Einschränkungen im Geschmack und in der Konsistenz aufwiesen. Ausserdem wurde die Werbung, welche gesundheitliche Vorteile proklamierte, die jedoch nicht wissenschaftlich nachgewiesen werden konnten, durch rechtliche Hürden eingeschränkt.

Aufgrund der Fortschritte der biomedizinischen Forschung, die immer stärker auch in die Entwicklung von Nahrungsmitteln oder anderen Konsumgütern einfliessen, eröffnen sich aktuell Chancen für eine nächste Generation von funktionalisierten Gesundheitsprodukten, die dazu beitragen, Alltagsrisiken zu reduzieren. Das Spektrum reicht von neuen Verfahren, um ungesunde Zutaten wie Salz, Zucker oder gesättigte Fette zu ersetzen, bis zu neuartigen Konservierungstechniken und alternative Eiweissquellen und bis zu pflanzlichen Snack-Riegeln die helfen sollen, das Stressniveau zu senken. Aufgrund der überschaubaren Bereitschaft der Konsumenten, sich auf komplett neue Food-Kreationen einzulassen, wird gleichzeitig mit Geschmackssimulatoren daran gearbeitet die, Authentizität von künstlich hergestellten Produkten zu erhöhen.

Das Spektrum der künftigen «Therapieansätze» fokussiert allerdings nicht nur auf Lebensmittel, sondern auch auf das Wohnen und Arbeiten über das Konzept der «Healthy Architecture» als Grundkompetenz der Immobilienwirtschaft. Selbst im Bereich der Mobilität, wo künftig Autos mit «formverändernden» Sitzen ausgestattet werden sollen, die den Fahrgästen das Gefühl geben, dass sie sich bewegen. Auch im Umfeld der digitalen Lösungen braucht es Innovation, um bspw. Suchtrisiken zu reduzieren, die über das Transparentmachen von Nutzungszeiten hinausgehen. So gibt es zum Beispiel intelligente Kissen, die Stress durch Schlafprobleme abbauen sollen.

In vielen Fällen zielt diese nächste Generation von Gesundheitsinnovationen darauf ab, das individuelle Verhalten zu ändern. Auch hier gibt es ein breites Spektrum von unterschiedlichen Ansätzen. Von Bars und Restaurants, in denen Handys nicht erlaubt sind, über Outdoor-Kindergärten, die den Mangel an Zeit im Freien «heilen» sollen, bis hin zu Schritt-, Kalorien- oder sogar Kauhäufigkeitszählern, die versprechen, den ungesunden Lebensstil zu korrigieren. Der Nutzen dieser Ansätze ist nicht in allen Fällen gegeben, gerade bei Schrittzählern zeigen Studien keine langfristige Verhaltensänderung. Die Grenze zwischen echtem Mehrwert und Marketingversprechen ist entsprechend fliessend.

Ein zentrales Handlungsfeld betrifft künftig die psychische Gesundheit am Arbeitsplatz. Hier spielen ergonomische Anpassungen der Infrastruktur eine Rolle, von Stühlen und Tischen, bis zum Vermeiden von Aufzügen zu Gunsten von Treppen oder «Walking Meetings». Bei der Gestaltung der Arbeitsplätze spielt die Ausrichtung an individuelle Bedürfnisse eine wichtige Rolle, denn nicht für alle bieten frei wählbare Tischplätze die nötige psychische Sicherheit. Die Förderung des sozialen Austauschs wird gerade im Zeitalter von «Remote Work» und immer mehr virtuellen Schnittstellen zunehmend wichtiger.

Während virtuelle Umgebungen zunächst zu Fragmentierung führen, können sie auch für die Förderung der psychischen Gesundheit eingesetzt werden: So kann die Simulation realer Situationen Menschen mit kognitiven Beeinträchtigungen bei der Durchführung von Aktivitäten des täglichen Lebens oder bei der Überwindung von Ängsten und Phobien unterstützen. Immersive Anwendungen können konkret bei posttraumatischen Belastungsstörungen helfen, indem sie es ermöglichen, traumatische Erlebnisse aus verschiedenen Perspektiven zu erleben oder sich Stressfaktoren in einer sicheren Umgebung auszusetzen. Die Fortschritte bei der Verarbeitung natürlicher Sprache eröffnen darüber hinaus die Möglichkeit, interaktive virtuelle Therapeutinnen und Therapeuten anzubieten, bei denen die Menschen Unterstützung suchen können, wann immer sie es für nötig halten. Virtual Reality (VR) wird sogar als alternative Form der Schmerzlinderung durch Ablenkung eingesetzt werden. Gleichzeitig wird an Augmented-Reality (AR-) Techniken geforscht, bei denen Informationen mit Smartphones oder Brillen auf die reale Welt projiziert werden, um Lebensstiländerungen zu unterstützen. Ortsbezogene AR-Spiele, die mit der Umgebung interagieren, werden eingesetzt, um körperliche Aktivität zu fördern.

Die Unterstützung von Verhaltensänderungen kann allerdings auch mit einfacheren Mitteln erfolgen, bspw. durch eine Analyse von Kundenverhalten beim Nutzen von digitalen Geräten. So hat sich Netflix bei Verdacht auf übermässigen Konsum von Serien und «Binge Watching» aktiv mit einem Kunden in Verbindung gesetzt, um zu prüfen, ob alles in Ordnung ist.[2] In Anbetracht der Tatsache, dass immer mehr Geräte in unserem Alltag die Fähigkeit haben, unser Verhalten zu überwachen, gibt es grundlegend neue Lösungen, um Risiken zu erkennen und simulativ und persönlich einzugreifen.

Doch auch losgelöst von der Digitalisierung eröffnen sich neue Innovationsfelder für progressive Therapieansätze: Die sich ändernden gesellschaftlichen Normen lassen bspw. die Entwicklung von Therapien auf der Grundlage psychedelischer Substanzen wieder aufleben. So wird Psilocybin, der Wirkstoff in «Magic Mushrooms», zur Raucherentwöhnung und zur Behandlung von Depressionen und Angststörungen eingesetzt. Gleichzeitig werden auf Ketamin basierende Therapien entwickelt, um die Behandlung von behandlungsresistenten

Depressionen sowie Alkohol- und Opiatabhängigkeit zu verbessern. MDMA wird in klinischen Einrichtungen zur Unterstützung der Behandlung von posttraumatischen Belastungsstörungen genutzt.[3] Nach Ansicht technologieoptimistischer Analysten könnte in ferner Zukunft gar ein in den orbitofrontalen Kortex implantiertes Gerät bspw. erkennen, wann im Gehirn suchtgesteuerte Entscheidungen getroffen werden, woraufhin es durch eine elektrische Stimulation zu einer gesünderen Wahl gelenkt werden könnte.[4]

In der Realität jedoch werden der schrumpfende Krankenversicherungsschutz und das schwindende Vertrauen in das herkömmliche Gesundheitssystem die Inanspruchnahme alternativer Therapien, Gesundheitsprodukte oder esoterischer Lebenshilfen fördern, die von hirnwellengesteuerter Meditation bis zu Ernährungsempfehlungen auf der Grundlage des individuellen genetischen Codes reichen, die mehr neue Gefahren bringen, als dass sie Nutzen stiften, selbst wenn Placeboeffekte einen positiven Beitrag leisten sollten.

Der Kampf gegen NCDs wird also über ein immer breiteres Arsenal an Lösungen geführt. Traditionelle pharmakologische und medizinische Therapien werden durch digitale Therapien und vor allem durch gesundheitsfördernde Lebensmittel oder Infrastrukturen unterstützt. Damit diese verschiedenen Ansätze wirksam sind, müssen sie auf die individuellen Vorlieben und Lebensgewohnheiten abgestimmt werden. Dies erfordert neue Leitsysteme, die dabei helfen, die passenden Lösungen zu orchestrieren und zum richtigen Zeitpunkt zu implementieren. Der entscheidende Wandel besteht darin, vorausschauende Lösungen zu stärken, die Risiken verringern. Die Grundlage dafür ist eine neue Gesundheitskultur, die die Eigenverantwortung stärkt und digitale, aber vor allem menschliche Entscheidungshilfen.

▼ Gesundheit im Zeitalter der Krankheiten

FOLGEN FÜR DAS GESUNDHEITSWESEN, DIE WIRTSCHAFT UND DIE GESELLSCHAFT

↪ **Eine erweiterte Palette von Lösungen:** Die Erweiterung des traditionellen Arsenals pharmazeutischer und medizinischer Lösungen durch eine neue Generation funktioneller Produkte, virtueller Behandlungen oder psychedelischer Substanzen stellt eine neue, bisher nicht genutzte Innovationsebene dar.

↪ **Mehr Unsicherheit:** Fehlende Qualitätsstandards und fehlendes Wissen über Langzeitwirkungen schüren die Unsicherheit über die Anwendung des breiten Spektrums neuer Therapien. Neue Lebensmittel oder Konservierungstechniken können in der Öffentlichkeit aufgrund unbegründeter Ängste auf Zurückhaltung stossen.

↪ **Orchestrierung der Prävention:** Der entscheidende Schritt zur Bekämpfung von NCDs ist die Konzentration auf präventive Lösungen, die pharmazeutische Produkte, veränderte Verbraucherprodukte, gesundheitsfördernde Infrastrukturen und virtuelle Therapien umfassen. Diese Lösungen müssen so aufeinander abgestimmt werden, dass sie für die Menschen im täglichen Leben wirksam sind.

Build

NEUDEFINITION VON LEBENSQUALITÄT IM ALLTAG

Der Umgang mit gegenwärtigen und zukünftigen lebensstilbedingten Krankheiten erfordert ein grundsätzliches Umdenken und neue Ansätze für das Gesundheitssystem, die über die bisherigen Therapieansätze der Medizin hinausgehen. Krankheiten, die ihren Ursprung im täglichen Leben haben, müssen auch im Alltag bekämpft werden. Die Lösung liegt nicht mehr in einem reaktiven Ansatz beim Behandeln von Krankheiten, sondern in vorausschauenden Lösungen, die sich nicht mehr primär auf die Medizin stützen, sondern auf eine Verhaltensänderung abzielen und dabei alle Lebensbereiche einbeziehen. Dazu bedarf es nicht nur eines erweiterten Gesundheitsverständnisses, sondern auch neuer Akteur-Netzwerke, die intelligente Strukturen schaffen, um Risiken zu erkennen und angemessene Verhaltensweisen zu etablieren, die ein gesundes Leben mit Genuss verbinden. Voraussetzung dafür ist die Integration von datenbasierten Empfehlungssystemen in den Alltag – und die Stärkung der Eigenverantwortung der Menschen. Vor allem aber wird es von den Unternehmen in allen Sektoren abhängen, die die Gesundheitsleistungen in ihre Produkte und Dienstleistungen integrieren und diese Schnittstellen an ihre Kundinnen und Kunden weitergeben. Der zusätzliche Nutzen liegt nicht nur in einer besseren öffentlichen Gesundheit, sondern auch in neuen Wachstumsmärkten.

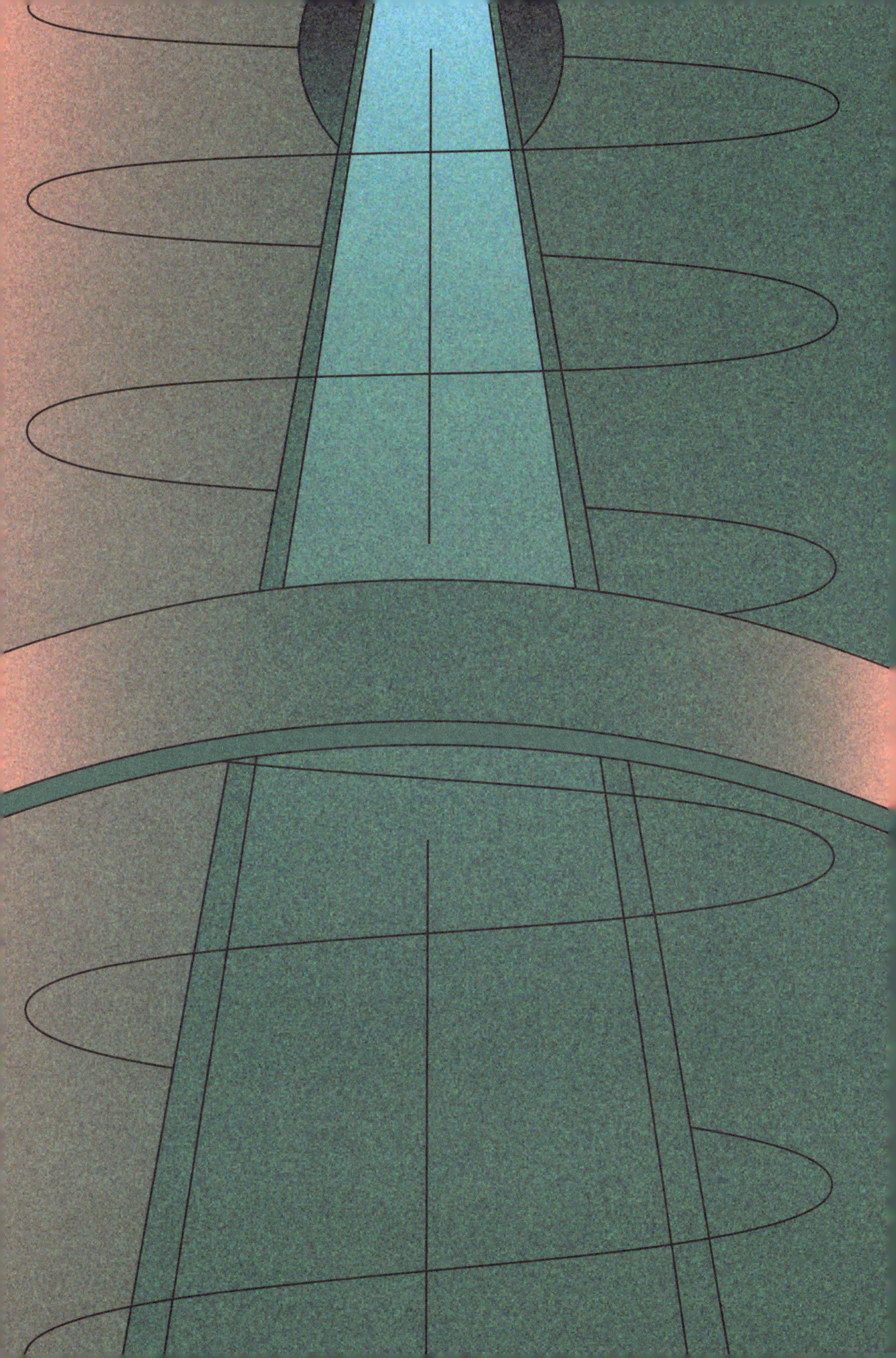

BUILD

Der Ausblick auf die gesellschaftlichen Rahmenbedingungen der nächsten Jahrzehnte zeigt ein klares Bild: Trotz der Aussicht auf einen besseren Gesundheitszustand der Bevölkerung, noch mehr Convenience und eines besseren Verständnisses dafür, wie individuelles Verhalten und die Umwelt unser Wohlbefinden beeinflussen und gestalten, werden mehr Menschen krank sein. Ironischerweise sind gerade die Errungenschaften, die auf den ersten Blick unsere Lebensqualität verbessern, indem sie das Leben erleichtern, durch niederschwellige Mobilitätslösungen oder die Virtualisierung von menschlicher Interaktion, letztlich der Grund für eine Verringerung der Lebensqualität auf lange Sicht, weil sie mittel- und langfristig Krankheitsrisiken bergen.

Die Prognose einer zunehmenden Krankheitslast steht in krassem Gegensatz zu der allgemeinen Erwartung, dass durch den medizinisch-technischen Fortschritt und den Übergang zu einer datengestützten Medizin die durchschnittliche Lebenserwartung wie in den vergangenen Jahrzehnten weiter steigen wird. In der Tat sind die Fortschritte in der biomedizinischen Forschung erheblich: Die rasche Entwicklung und Zulassung von mRNA-Impfstoffen als Reaktion auf das Corona-Virus zeigt, dass die Hoffnung auf neue Instrumente zur Bekämpfung komplexer Krankheiten – von Krebs bis hin zu neurodegenerativen Erkrankungen – berechtigt ist. So berechtigt jedoch die Hoffnung ist, dass die Zukunft neue Ansätze zur Behandlung der Ursachen von NCDs bringen wird, so wenig werden sie ausreichen. Vielmehr bedarf es, wie bei der Covid-19-Pandemie, einer Verhaltensänderung sowie einer grundlegenden Erweiterung des Handlungsspektrums durch eine breitere Palette unterschiedlicher, aber integrierter Massnahmen. Dies wiederum erfordert neue Kooperationen zwischen traditionellen und neuen Gesundheitsakteuren, die als Schnittstelle zum Alltag agieren. Im Umgang mit langsamen Pandemien ergeben sich mehrere neue Herausforderungen, die für das künftige Management von Gesundheit und Krankheit entscheidend sein werden:

1. Nicht alle Menschen sind in gleichem Mass betroffen. Ein erheblicher Teil der künftigen NCDs wird in Zukunft Menschen mit geringerer Bildung und niedrigerem Einkommen betreffen. Die bestehenden Polarisierungstendenzen werden sich entsprechend weiter verstärken.

▼ Neudefinition der Lebensqualität im Alltag

2. Verhaltensänderungen sind nur dann wirksam, wenn sie zukunftsgerichtet sind. Die Herausforderung liegt aber genau darin, dass die Folgen von ungesundem Verhalten oder von Umweltrisiken in der Gegenwart nicht spürbar sind. Da Menschen in der Regel erst dann reagieren, wenn Symptome auftreten und es zu spät ist, diese vorzubeugen.
3. Die Steuerung und Kontrolle der Gesundheit schränkt die individuelle Freiheit potenziell ein und widerspricht damit einer liberalen Gesellschaftsordnung. Neue digitale Trackinglösungen eröffnen zwar weitreichende Möglichkeiten, individuelle Verhaltensänderungen zu unterstützen – oder gar zu sanktionieren – erfordern aber eine grundlegende Anpassung etablierter Leitwerte und Vorstellungen.

Die Gemeinsamkeit aller Herausforderungen: Sie betreffen die gesamte Gesellschaft. Es sind nicht allein fehlende medizinische oder technische Grenzen, die eine wirksame Eindämmung langsamer Pandemien ermöglichen, sondern undefinierte gesellschaftliche Leitwerte, Rituale und Praktiken sowie die Erwartung, individuelle Freiheitsgrade zu maximieren.

Mit diesen Spannungsfeldern vor Augen gilt es, die etablierten Basisstrategien zum Umgang mit NCDs auf die Rahmenbedingungen der nächsten Jahrzehnte zu übertragen und die technologischen, betriebswirtschaftlichen und sozialen Innovationspotenziale dafür zu nutzen.

Vor diesem Hintergrund wird deutlich, dass ein wirklich nachhaltiges Gesundheitssystem weit mehr erfordert als Fortschritte innerhalb der bestehenden medizinischen Disziplinen. Es braucht neue Netzwerke von Interessengruppen, um Lösungen zu entwickeln, die in den Alltag der Menschen eingebettet sind. Gleichzeitig muss sichergestellt werden, dass die Grundprinzipien der Chancengleichheit und der Wahlfreiheit beibehalten oder sogar verbessert werden. Dennoch wird es notwendig sein, etablierte Vorstellungen von individueller und kollektiver Verantwortung im Rahmen einer öffentlichen Debatte über Lebensqualität im 21. Jahrhundert neu zu verhandeln. Mit diesem Ziel vor Augen werden im Folgenden drei übergreifende Handlungsfelder vorgestellt, die sich an private und öffentliche Akteure sowie an die breite Öffentlichkeit richten.

BUILD

1. LEBENSQUALITÄT NEU DEFINIEREN

VON DER MAXIMIERUNG DER LEBENSZEIT ZUR MAXIMIERUNG DER LEBENSQUALITÄT

Da viele der Risikofaktoren, die zur Entstehung langsamer Pandemien beitragen, mit Genuss zusammenhängen, wird der Versuch, ihre negativen Auswirkungen zu minimieren, mit Einschränkungen verbunden sein. Ein Dessert oder ein Drink nach einem anstrengenden Tag, wasserfeste Kosmetika oder ein Leben im Metaversum sind wichtige Bestandteile eines erfüllten Alltags – allerdings wirken sie sich potenziell negativ auf unsere Gesundheit aus. Angesichts der wachsenden Zahl realer und gefühlter Gefahren wird der Versuch, diese zu vermeiden, zwangsläufig zu einem einseitigen Leben mit weniger Genuss führen. Eine Null-Risiko-Politik bringt unweigerlich grundsätzliche Einschränkungen der individuellen Freiheit mit sich – seien diese selbstbestimmt oder durch einen Regulator auferlegt. Mit Blick nach vorn sollten Risiken daher nicht nur unter dem Gesichtspunkt der Gesundheit und der Maximierung der Lebensjahre beurteilt werden, sondern auch in Bezug auf den Beitrag zur individuellen oder kollektiven Lebensqualität. Die Basis dafür ist ein Gleichgewicht zwischen körperlicher und geistiger Gesundheit, das auch Genuss und das Streben nach einem guten Leben ermöglicht. Auch kommen wir nicht darum herum, den Tod als Teil des Lebens zu akzeptieren und nicht als eine Krankheit, die um jeden Preis vermieden werden muss. Folglich gilt es, ein Gleichgewicht zwischen individueller Freiheit und Einschränkungen zu definieren, das die Lebensqualität in mehreren Dimensionen optimiert.

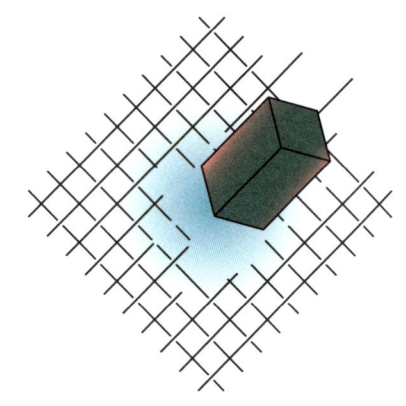

▼ Neudefinition der Lebensqualität im Alltag

Ein ganzheitliches Verständnis von Gesundheit, das ungesundes Geniessen als Teil des Lebens begreift

Ein erster Schritt zu einer zukunftsorientierten und pragmatischen Definition von Lebensqualität erfordert die Berücksichtigung verschiedener Dimensionen, die in ihrer Kombination eine ganzheitliche Lebensqualität ermöglichen. Neben biomedizinischen Risikofaktoren sollten auch Komponenten berücksichtigt werden, die sich positiv auf das emotionale Wohlbefinden auswirken. Konkret geht es um die gezielte oder gar systematische Erfassung von Verhaltens- oder Umweltfaktoren, die als angenehm empfunden werden und einen positiven Einfluss auf die Gesundheit haben. In der Gesamtschau ergibt sich so ein rationales Gleichgewicht, das auch Verhaltensweisen zulässt, die bei selektiver Betrachtung zwar gesundheitliche Risiken bergen, sich aber dennoch langfristig positiv für den Einzelnen und die Gesellschaft auswirken.

Eine differenzierte Betrachtung der Gesundheitsrisiken erfordert die Anerkennung der psychologischen Bedeutung des Kontrollverlusts. Das moderne Leben ist eine anspruchsvolle Aufgabe, bei der Menschen ihre Gefühle steuern, Versuchungen widerstehen und ihren Körper kontrollieren. Um ein Gegengewicht zu solchen disziplinierenden Bemühungen zu schaffen, brauchen wir Gelegenheiten zum Loslassen als ein zentrales menschliches Bedürfnis. In kultureller Hinsicht sollten die Gesellschaften die Orte und Formen überdenken, die dies in konstruktiver Weise ermöglichen. Anders als in der Vergangenheit sind damit nicht primär jährlich wiederkehrende Einzelereignisse wie Karnevals gemeint, sondern definierte Momente und Räume zu Hause, am Arbeitsplatz oder in spezifischen Umgebungen, die dem Genuss Raum geben. Natürlich müssen solche Elemente nicht völlig neu erfunden werden, sie sind bereits Teil unserer Alltagskultur. Anstatt sie aber aus Angst vor Gesundheitsrisiken weiter einzuschränken, muss es Ziel sein, sie zu erhalten und als das anzuerkennen, was sie sind: Orte und Räume des sensiblen Geniessens und der Freude.

Mit der Etablierung einer solchen Definition von Lebensqualität ergibt sich auch eine klare Position zu den aktuellen Debatten im Umgang mit Genuss- und Suchtmitteln. So liegt es nicht in der Natur des Menschen, auf alle Gefahren und Risiken vollständig zu verzichten. Gleichzeitig kann ein Risikomanagement, das auf die alleinige Vermeidung aller Gefahren ausgerichtet ist, in der Komplexität des zukünftigen Alltags kaum bestehen. Natürlich werden auch Restriktionen und Marktausschlüsse auf der Klaviatur der Massnahmen in der künftigen Gesellschaft eine Rolle spielen. Produkte, die eindeutig giftige Stoffe enthalten, sollten nicht zugelassen werden. Das Ziel, vollständig auf Tabak in Zigaretten zu verzichten, ist Teil einer notwendigen Säule der öffentlichen Gesundheit. Bei etablierten Suchtmitteln wie Nikotin und Alkohol, die in der Alltagskultur breit verankert sind, gehört ein selektiver Marktzugang für Erwachsene mit Blick auf die individuelle Selbstverantwortung zur zuakzeptierenden Praxis. Die Erfahrungen mit dem Alkoholverbot in den USA zu Beginn des 20. Jahrhunderts haben gezeigt, dass die negativen Folgen der Kriminalisierung die positiven überwiegen. Ein zentraler Bestandteil einer solchen Praxis ist, dass der Verkauf und die Werbung für risikoreiche Genussmittel an Kinder und Jugendliche vollständig verboten wird. Wenn die Möglichkeit besteht, Gesundheitsrisiken zu verringern und sie durch weniger schädliche zu ersetzen, kann dies aus pragmatischer Sicht positiv für die öffentliche Gesundheit sein, auch wenn die Ersatzstoffe nicht völlig risikofrei sind.

Ein Ziel ist auch die Informationsvermittlung oder Anleitungen, die Verhaltensänderungen ermöglichen, bspw. digitale Tools, die bei ungesundem Verhalten automatisch Warnungen herausgeben, Produkte deaktivieren oder eine Kontaktaufnahme mit risikofreudigen Nutzern ermöglichen. Ein Beispiel hierfür ist der Fall von Netflix, wo ein Nutzer mit übermässigem Konsum aktiv angesprochen wurde.

Letztlich muss für alle Genuss- und Suchtmittel eine breite Palette von Massnahmen orchestriert werden, die von Verboten bis zu preis- oder werteorientierten Kampagnen reichen. Entscheidend ist jedoch eine übergreifende Botschaft, die von allen Teilen der Bevölkerung verstanden wird und sie damit in die Lage versetzt, ihre eigenen Risiken selbstständig einzuschätzen. Dies gilt insbesondere für DIY-Praktiken, bei denen Inhaltsstoffe unabhängig voneinander kombiniert werden, was zu schwerwiegenden Gesundheitsrisiken führen kann.

Gleichgewicht zwischen Freiheit und Kontrolle definieren

Mit den wachsenden Möglichkeiten zur Quantifizierung der individuellen Gesundheit durch die Erfassung von alltäglichen Verhaltensweisen wächst das Potenzial der datengestützten Überwachung und Beeinflussung unserer Gesundheit. Die Entwicklung und Zulassung solch-

▼ Neudefinition der Lebensqualität im Alltag

er Systeme ist jedoch mit der vorangegangenen Grundsatzentscheidung verbunden, ob und inwieweit individuelle Freiheiten durch digitale Systeme beeinflusst oder gar eingeschränkt werden sollen. Diese Frage lässt sich nicht aus einer technischen Perspektive und aus Sicht der theoretischen Machbarkeit beantworten. Social-Scoring-Systeme, die in China bereits zum Alltag gehören, geben einen Einblick in eine Gesellschaft, in der das Verhalten der Bevölkerung auf Basis von Daten überwacht und auch sanktioniert wird. Auch in den Industrieländern wächst die Bereitschaft, im Sinne der Solidarität individuelle Freiheiten zum Wohle der Allgemeinheit einzuschränken. Allerdings müssen diese Fragen mit Blick auf Chancen und Risiken bzw. Nutzen und Kosten breit diskutiert und die Massnahmen demokratisch entschieden werden.

Angesichts der komplexen Zusammenhänge zwischen individuellem Verhalten und Umweltfaktoren ist es zweifelhaft, ob es möglich sein wird, bei einer gross angelegten Analyse alltäglicher Verhaltensdaten eindeutige Zusammenhänge in Bezug auf den Gesundheitszustand des Einzelnen zu erkennen. In Fällen, in denen wissenschaftliche Erkenntnisse fehlen oder solche unzureichend sind, sollte ein vorsorgender Ansatz gewählt werden. Konkret sollten, wenn überhaupt, nur Daten erhoben werden, die einen nachweisbaren Mehrwert bieten. Als Alternative zur systematischen Einzelmessung könnten externe Umweltrisiken und anonymisierte Kollektivdaten herangezogen werden, die nicht die Risiken der Einzelbeobachtung mit sich bringen und somit zu einer überschaubaren Komplexität beitragen.

BUILD

DIE GRENZEN DER KONTROLLE AKZEPTIEREN
Ein Verständnis des 21. Jahrhunderts zum Thema Gesundheitskontrolle sollte deren Grenzen akzeptieren. Anstatt körperliche Defekte oder Schmerzen zu verheimlichen oder zu leugnen, sollten die Gesellschaften Krankheit und letztlich den Tod als unvermeidliche Bestandteile des Lebens anerkennen.

EINE VISION FÜR EINEN WÜNSCHENSWERTEN GESUNDEN ALLTAG DEFINIEREN
Trotz aller Debatten über die zukünftige Gesundheitsversorgung gibt es kaum Visionen für einen gesunden Alltag. Um die Bevölkerung für Verhaltensänderungen zu gewinnen, braucht es konkrete Vorstellungen, die zeigen, wie ein gesundes Leben mit Genuss kombiniert werden kann. Die Unternehmen sind aufgefordert, die Lebensqualität als Teil ihrer Mission aufzunehmen.

ÖFFENTLICHE DEBATTEN ÜBER LEBENSQUALITÄT ANSTOSSEN
Eine Förderung gesellschaftlicher und politischer Überlegungen über die Beziehung zwischen Gesundheit und ganzheitlicher Lebensqualität; was wir bereit sind zu opfern, für Langlebigkeit, ist notwendig. Wichtig ist, dass man weg von ideologischen Debatten und hin zu einer systematischen Förderung relevanter Daten kommt. Dies geht auch mit der Notwendigkeit einher, Nutzer dabei zu unterstützen, faktenbasierte Entscheidungen zu treffen.

▼ Neudefinition der Lebensqualität im Alltag

STRENGERE GRENZEN BEIM JUGENDSCHUTZ SETZEN
Um die Entwicklung von Sucht in frühen Lebensphasen zu verhindern, sollten strengere Vorschriften den Zugang zu Suchtmitteln weiter minimieren.

SCHAFFUNG ODER BEIBEHALTUNG VON SPHÄREN DES GENUSSES
Das Pflegen oder Entwickeln von Ritualen, Räumen oder Gelegenheiten, die dem bewussten Geniessen gewidmet sind ist wichtig. Anstatt überschwängliches Verhalten als einmalige Auszeit zu betrachten, ist es sinnvoll, Belohnungen gemässigt in den privaten und den Arbeits-alltag zu integrieren, wenn es das allgemeine Wohlbefinden fördert.

ABKEHR VON DER SYSTEMATISCHEN AUFARBEITUNG VON ALLTAGSDATEN
Verhaltensdaten aus dem Alltag sollten nur dann verwendet werden, wenn ein eindeutiger Nutzen besteht und keine Verstösse gegen ethische Leitlinien vorliegen. Der Fokus sollte auf Opt-in-Modelle oder ein völliger Verzicht auf die systematische Erhebung von Alltagsdaten liegen sowie auf ein «Recht auf vergessen» aufgrund eines unzureichenden gesundheitlichen Nutzens, hoher Kosten und ethischer Einschränkungen.

BUILD

2. GANZHEITLICHE RISIKO-NAVIGATIONSSYSTEME ENTWICKELN

VON EINZELNEN DATENPUNKTEN ZU GANZHEITLICHER UND LANGFRISTIGER ORIENTIERUNG

Anstatt ein Gefühl von Sicherheit zu vermitteln, führt die Beschäftigung mit Risiken zu mehr Verunsicherung. In Zeiten von Informationsüberfluss und alternativen Wahrheiten muss daher die Art und Weise, wie Gesundheitsinformationen ausgewählt und über Kommunikationskanäle vermittelt werden, neu gedacht und umgesetzt werden. Nicht mehr Informationen, sondern verständliche Interpretationen sind nötig, um effektive Risiken zu erkennen und zu bewerten. Gleichzeitig muss ein grundlegenderes Problem angegangen werden: eine zunehmende Risikoaversion, die nicht mit der Realität übereinstimmt.

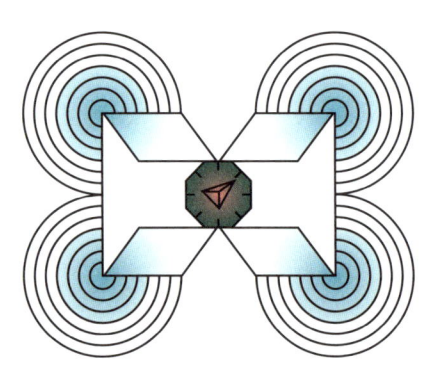

Die Einstellung zu den Risiken des Alltags verstehen

Um rationale Entscheidungen für ein gesundes Leben treffen zu können, ist es notwendig, sich der Risiken des Alltags bewusst zu sein und ihre effektive Gefahr zu bewerten. Gerade bei vielen positiv konnotierten Alltagstätigkeiten oder Produkten fehlt oft das Bewusstsein für ihre möglichen negativen Auswirkungen. Während bei Zigaretten, Zucker oder Fett mittlerweile breiten Bevölkerungsschichten trotz Genuss bewusst ist, dass der übermässige Konsum die Gesundheit beeinträchtigt, ist dies bei giftigen Stoffen in Kosmetika oder beim Suchtcharakter sozialer Medien nicht der Fall.

▼ Neudefinition der Lebensqualität im Alltag

Unsere Risikobewertung ist entsprechend in vielen Bereichen von einer verzerrten Sichtweise geprägt, in der geringfügige Gefahren als oftmals grösser eingeschätzt werden, als sie in Wirklichkeit sind – und andersherum. Dabei verschärfen die Mechanismen der digitalen Wissensverbreitung, insbesondere über soziale Medien, das Problem einer neutralen und rationalen Diskussion von Gesundheitsrisiken. Filterblasen führen zur einseitigen Verbreitung von Halbwissen oder «Fake News», die zu einer irrationalen Sensibilisierung für Gefahren beitragen.

In einem breiteren Kontext hat sich in vielen Industrienationen aufgrund eines hohen Wohlstandsniveaus und der Angst vor dem Verlust von Privilegien und individueller Freiheit eine risikoscheue Kultur entwickelt. Dies trägt weiter zu einem irrationalen Umgang mit Risiken bei, die ein natürlicher Bestandteil des täglichen Lebens sind.

Erstellung eines ganzheitlichen Leitfadens und Verknüpfung neuer Risiken mit bekannten Gefahren

Für den Aufbau einer vorausschauenden Risikokultur werden gesundheitsspezifische Orientierungssysteme benötigt, die einen wissenschaftlich fundierten Überblick über die bestätigten, vermuteten und falschen Risikofaktoren geben. Nicht nur die unmittelbaren Risiken, zum Beispiel Übergewicht als Folge von Bewegungsmangel, sondern auch Krankheitsbilder, sollten berücksichtigt werden. Diese Informationen müssen so aufbereitet und zugänglich sein, dass sie nicht nur für Experten, sondern auch für die betroffenen Zielgruppen verständlich sind.

Klassische Kommunikationsportale der statistischen Ämter sind dafür nicht ausreichend. Die Verantwortung für einen solchen Überblick ist als Teil einer nachhaltigen Vorsorge zu verstehen und erfordert die Zusammenarbeit mit Wissenschaft, Industrie, Handel, den Akteuren des Gesundheitssystems und Kommunikationsexperten. Als Element einer solchen Plattform ist es auch wichtig, die Fähigkeit zur Risikokalkulierung zu stärken, bspw. durch Korrelation von Aktivitäten, bei denen eine Risikoabschätzung bereits möglich ist: etwa dem Alkoholkonsum im Vergleich zum statistischen Risiko, in einen Autounfall verwickelt zu werden. Dies kann durch entsprechende Parallelen mit bekannten Alltagsrisiken geschehen sowie durch eine Informationsarchitektur, die nicht wahllos einzelne Beispiele auflistet, wie es in der Tageszeitung oder in den sozialen Medien geschieht, sondern in einem systematischen Ansatz.

Die Einrichtung einer solchen Plattform allein wäre jedoch nicht ausreichend. Um die Menschen zu erreichen, braucht es Schnittstellen im Alltag. Hier kann die Einbindung von Schulen ein wichtiges Element zur Sensibilisierung aller Bevölkerungsgruppen sein. Alternativ gibt es Möglichkeiten für Unternehmen, die bereits einen Bezug zu Ernährung, Wohnen, Bewegung oder Mobilität haben, ihre Kunden in einem neu definierten Verständnis von Marketing und Kommunikation zu informieren.

Neben der Art und den Quellen der Informationen sollten auch visuelle Gestaltung und Unterhaltungsinstrumente genutzt werden, um Gesundheitsrisiken auf überzeugendere Weise zu vermitteln. So kann bspw. die Popularität von Streamingdiensten genutzt werden, um in Fernsehserien Storytelling-Elemente zum Thema Gesundheitsrisiken zu integrieren.

Aufbau pragmatischer, aber übergreifender Gesundheits-navigatoren

Ein zentraler Ansatzpunkt zur Förderung der Entscheidungsfähigkeit ist der Zeitpunkt des Konsums. Die bestehenden Modelle von Ampelsystemen bei Lebensmitteln werden der Komplexität des Alltags allerdings nicht gerecht, da sie nur einzelne Produkte und nicht den Konsum über die Zeit analysieren. Hier könnten Monitoring- und Bonuspunktesysteme von Einzelhändlern eine wichtige Rolle spielen bspw. indem sie nicht nur Rabatte anbieten, sondern den Warenkorb einer Familie über einen längeren Zeitraum systematisch analysieren und so Hinweise auf mögliche Anpassungen zur Optimierung der Gesundheit geben.

Hinsichtlich der Ausgestaltung und Machbarkeit von Echtzeitempfehlungen gibt es derzeit unterschiedliche Positionen. Auf der einen Seite besteht die klare Erwartung, dass mit den wachsenden Datenmengen im Alltag situative Empfehlungssysteme zum Standard werden. Diese sollen es in Zukunft ermöglichen, datenbasierte Unterstützung im Moment einer Entscheidung zu erhalten. Allerdings dürfte die Herausforderung, solche Systeme in den Alltag zu integrieren, zu komplex sein. Zum einen, weil nicht alle theoretisch relevanten Daten in der richtigen Qualität erhoben und ausgewertet werden können. Zum anderen, weil ein solches System die Privatsphäre des Einzelnen beeinträchtigen würde.

▼ Neudefinition der Lebensqualität im Alltag

Entwicklung eines datengestützten Gesundheitsökosystems

Mit der zunehmenden Sammlung personenbezogener Verhaltensdaten werden ethische Rahmenbedingungen benötigt, um eine angemessene Nutzung und Verbreitung zu regeln. Dabei braucht es vor allem Anreizsysteme, die den Daten einen Wert geben und die die Konsumenten oder Patienten für ihre Daten entschädigen. Dies muss nicht unbedingt monetär sein, auch Werte wie Solidarität können genutzt werden, um den Zugang zu Daten zu fördern. Individuen müssen in der Lage sein, die Erhebung, die Verarbeitung und den Austausch ihrer Daten in allen Phasen des Lebenszyklus der Daten zu kontrollieren und zu verstehen. Die Nutzung personenbezogener Daten zum Zwecke der Verhaltensbeeinflussung sollte transparent sein und Opt-out-Mechanismen umfassen.

BUILD

REALE GESUNDHEITSRISIKEN FÜR ZIELGRUPPEN ÜBERSETZEN

Entwicklung öffentlich zugänglicher und leicht verständlicher Wissensplattformen, die eine einfache Übersetzung für betroffene Risikogruppen ermöglichen und dabei helfen, tatsächliche von eingebildeten Risiken zu unterscheiden. Ähnlich wie die Zunahme von Berichten über die ökologische Nachhaltigkeit ist der Fokus auf Gesundheit ein Bereich, in dem sich die Unternehmen differenzieren und einen Mehrwert für ihre Kunden und die Gesellschaft schaffen können.

QUALITÄTSSTANDARDS FÜR DIGITALE GESUNDHEIT SETZEN

Investition in klinisch validierte Qualitätsbewertungen und Bereitstellung entsprechender Zertifikate, um die Verbraucher über die Wirksamkeit digitaler Gesundheitsprodukte zu informieren. Während der derzeitige Markt eine grosse Vielfalt an Anwendungen und Produkten bietet, ist über deren Wirksamkeit wenig bekannt.

▼ Neudefinition der Lebensqualität im Alltag

ENTWICKLUNG GANZHEITLICHER LANGFRISTIGER GESUNDHEITSRISIKO-RADARE
Anstatt einzelne Produkte zu verteufeln, sollten Konsum und Verhalten über einen längeren Zeitraum und unter gleichzeitiger Berücksichtigung mehrerer Risikofaktoren analysiert werden. Eine begleitende Gesundheitsberatung kann den Informationsstress verringern und die Relevanz der Informationen verbessern.

PRODUKTINFORMATION REGELN UND DATENSAMMLUNG
Durchsetzung von Transparenz in Bezug auf die Art der erhobenen und verwendeten Daten. Darüber hinaus sollten einheitliche Konzepte für eine transparente Verpackungssprache als Chance für Unternehmen gesehen werden, ein wertebasiertes Marketing zu entwickeln, das Informationen liefert und Vertrauen wiederherstellt.

BUILD

3. ALLTAGSORIENTIERTE INNOVATION FÖRDERN

VON DER BEHANDLUNG DES PATIENTEN ZUR ANPASSUNG VON INFRASTRUKTUR UND PRODUKTEN

Mit der Verlagerung in den Alltag erfordert die Förderung eines gesunden Lebensstils neue Grundlagen für Innovationen. Diese umfasst die gesamte «Wertschöpfungskette»: von der Grundlagenforschung bis zu Vertrieb und Kommunikation. Im Zentrum stehen jedoch nicht mehr die Medikamente, sondern die Gestaltung eines gesunden Lebensumfeldes von der Ernährung bis zur Architektur. Grundlage dafür ist, die bestehenden Silostrukturen des traditionellen Gesundheitssystems aufzubrechen und übergreifende Netzwerke zwischen Unternehmen, Wissenschaft und Staat aufzubauen.

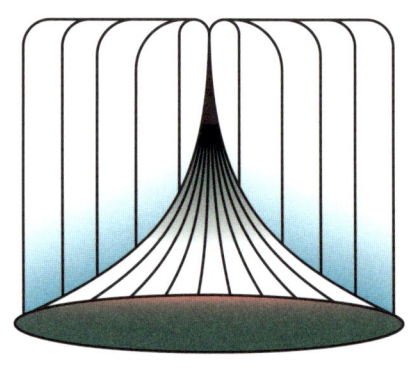

Investitionen in die Grundlagenforschung, um die Wechselwirkungen zwischen Alltagsleben und Gesundheit besser zu verstehen

Trotz des verbreiteten Verständnisses von Innovation als etwas, das in erster Linie von der Wirtschaft getrieben wird, werden die Grundlagen oft in der öffentlich finanzierten Forschung gelegt. Staatliche Stellen sollten daher Investitionen in die Grundlagenforschung aufrechterhalten oder sogar erhöhen, um die Zusammenhänge zwischen Alltag, individuellem Verhalten, Umwelteinflüssen und unserer Gesundheit besser zu verstehen. Eine zentrale Grundlage dafür bietet die Mustererkennung in grossen Datenmengen, die durch Big-Data-Analysen ermöglicht wird. Voraussetzungen für die Durchführung solcher Analysen sind jedoch umfassende Datenbanken mit vordefinierten Normen und Standards, die eine Verknüpfung überhaupt erst ermöglichen. Dazu bedarf es übergeordneter Leitinitiativen, die solche Grundlagen international koordinieren und Plattformen für die internationale Zusammenarbeit ermöglichen.

Förderung gesellschaftlicher Innovationen

Bei der angewandten Forschung und der Entwicklung konkreter innovativer Lösungen liegt es auf der Hand, dass der Schwerpunkt nicht allein auf den technischen Plattformen liegen kann: Der Mehrwert für die Nutzer – und die Gesellschaft – muss entscheidend sein. Da das Spektrum möglicher Anwendungen enorm breit ist, von digitalem Wissenstransfer, dem Einsatz virtueller Realitäten für Simulationen, Nudging-Systemen bis hin zur Gestaltung einer gesundheitsfördernden Umgebung, müssen die verschiedenen Lösungen als komplementäre und nicht als alleinige Ansätze genutzt werden. Die Ergebnisse müssen in Bezug auf ihren biologischen, psychologischen und gesellschaftlichen Nutzen gemessen werden.

Da viele der verhaltens- und umweltbedingten Risikofaktoren mit anderen gesellschaftlichen Problemen zusammenhängen, wird im Rahmen der gesundheitsfördernden Zusammenarbeit auch versucht, Verbindungen zu anderen Themenbereichen herzustellen. Darüber hinaus sollte die Zusammenarbeit mit anderen Unternehmen bzw. Unternehmensbranchen aktiv gesucht werden, in denen Verhaltens- und Umweltanpassungen erforderlich sind, wie zum Beispiel die Umstellung auf nachhaltige Geschäftsmodelle oder der Abbau wirtschaftlicher Ungleichheiten, die einen unverhältnismässig grossen Einfluss auf die öffentliche Gesundheit haben werden.

Ein Schwerpunkt sollte dabei auf der Entwicklung betroffener Gemeinschaften liegen, in denen der Zugang zu Gesundheit und Gesundheitswissen verbessert werden kann, zum Beispiel durch die Anlage von Gemüsegärten in Schulen, um das Wissen über gesunde Ernährung zu verbessern. In solchen Fällen, aber nicht nur dort, können Bottom-up- und Low-Tech-Lösungen sehr viel wirksamer sein, um die erwünschten Ergebnisse zu erzielen.

BUILD

Mit dem Übergang zu einem personalisierten, datengestützten Gesundheitssystem wird auch die sektorübergreifende Zusammenarbeit zu einer Notwendigkeit. Dies gilt umso mehr für verhaltens- und umweltbedingte Risikofaktoren. Das derzeitige Modell der Gesundheitsfürsorge – mit seinem Schwerpunkt auf Behandlung und Lebensverlängerung – verfügt nämlich nicht über die Kompetenzen und Instrumente, um die notwendigen Verhaltens- oder Umweltänderungen zu erreichen. Folglich wird die Zusammenarbeit von traditionellen Akteuren im Gesundheitswesen, wie Krankenhäusern oder Krankenversicherungen, mit Unternehmen, die die Menschen im Alltag erreichen, wie Einzelhändlern, Immobilienentwicklern oder Lebensmittelherstellern, Teil der künftigen Ökosysteme sein. Nach dieser Definition von Innovation sollte die Industrie statt kosmetischer Änderungen, die als Produktverbesserungen verkauft werden, Anreize zur Entwicklung bedarfsorientierter Innovationen mit langfristiger Wirkung erhalten.

Schaffung eines gesundheitsfördernden Umfelds, um die Gesundheit in das tägliche Leben zu integrieren

Ein ganzheitlicher Ansatz erfordert die Einbeziehung aller relevanten Akteure, die Teil des täglichen Lebens sind. Anstatt NCDs mit einer therapeutischen Denkweise zu behandeln, auch im präventiven Sinne, ist einer der Schlüsselbereiche zur Bekämpfung der langsamen Pandemien, die Entwicklung einer gesundheitsfördernden Umwelt. So wie das Konzept der «gesunden Architektur» bereits Anfang des 20. Jahrhunderts zur Bekämpfung der Tuberkulose angewandt wurde, sind Stadtplaner und Architekten gefordert, gesunde Lebensräume neu zu gestalten und zu fördern. Dies, mit Materialien oder Konzepten, die körperliche Aktivität in unserer gebauten Umwelt fördern, aber auch Räume für soziale Interaktion in einem virtuellen Zeitalter entwickeln. In diesem Sinne sollten die Landwirtschaft und der Einzelhandel an einer transparenteren Lebensmittelproduktionskette arbeiten. Psychologen können mit dem Einzelhandel und der Versicherungsbranche zusammenarbeiten, um günstige Rahmenbedingungen für gesunde Entscheidungen und Orientierungshilfen im Alltag zu entwickeln, zum Beispiel durch Gamification.

▼ Neudefinition der Lebensqualität im Alltag

Schaffung günstiger wirtschaftlicher Bedingungen und Anreizstrukturen

Das wirtschaftliche Umfeld von Aktionären und Hedgefonds, die nach kurzfristigen finanziellen Gewinnen streben, kann den Übergang zu einer langfristiger ausgerichteten Geschäftsstrategie in Frage stellen. Der regulatorische Schutz könnte Anreize setzen, indem er die «First Mover» fördert und den Übergang zu nachhaltigen Geschäftsmodellen anregt.

Um die Vorteile der Zusammenarbeit zu fördern, sollten die Gesundheitsdienstleister ihre Geschäftsmodelle und Dienstleistungen auf eine Reihe übergreifender Ziele ausrichten. Die Zusammenarbeit sollte unter anderem auf einem Erstattungs- und Finanzierungsmodell beruhen, das von einer gemeinsamen Verantwortung ausgeht. Konkret bedeutet dies eine Aufteilung der Gesundheitskosten auf alle Akteure, die aktiv an den damit verbundenen Risikofaktoren beteiligt sind.

Um das Vertrauen in wissenschaftliche Erkenntnisse (erneut) zu gewinnen, sollten klare Grundsätze für die Zusammenarbeit zwischen Wissenschaft und privaten Akteuren durch Vermittlungsplattformen geschaffen werden. Sie sollten eine Brücke zwischen den verschiedenen Akteuren des traditionellen Gesundheitswesens und neuen Akteuren schlagen, die Zugang zum täglichen Leben bieten.

BUILD

INTEGRATIVE INNOVATION AUSBAUEN
Schaffung eines umfassenderen Verständnisses von Innovation, das verschiedene Elemente von Lösungen kombiniert, von Ersatzstoffen für ungesunde Inhalte bis hin zu Leitsystemen und einer gesundheitsfördernden Infrastruktur. Aufbau einer Innovationskultur von Einzellösungen hin zu einem Netz aufeinander abgestimmter Lösungen.

GESUNDE ALLTAGSINFRASTRUKTUR ENTWICKELN
Wissen und Kompetenzen zum Bauen einer gesundheitsfördernden Infrastruktur aufbauen und vermitteln. Pilotprojekte lancieren, bei denen Bewegung in Städten oder Gebäuden die Normalität, nicht die Ausnahme ist. Zum Beispiel durch Fördern von Treppen statt Liften oder Etablieren von Lauf- oder Kletterrouten in Städten.

▼ Neudefinition der Lebensqualität im Alltag

GRUNDLAGEN FÜR GESCHÄFTSMODELLE FÜR PRÄVENTION SCHAFFEN
Schaffen von Grundlagen, die präventionsorientierte Geschäftsmodelle fördern, dazu gehören Anschubfinanzierungen, Steuervorteile, langfristige Versicherungsmodelle, aber auch klare Perspektiven, die aufzeigen, dass eigenverantwortliche Vorsorge ein integraler Bestandteil für Gesundheit ist.

NÄCHSTE GENERATION FUNKTIONELLER KONSUMGÜTER LANCIEREN
Mit dem aktuellen Wissen über Risiken und gesundheitsfördernd Inhaltsstoff von Nahrungsmitteln oder anderen Konsumgütern von Möbeln bis zu Autos kann Gesundheit in den Alltag getragen werden – mit Aussicht auf höhere Margen. Auch das Entfernen von Schadstoffen, zum Beispiel von Medikamenten- oder Mikroplastik aus Wasser durch Filtersysteme kann einen signifikanten Beitrag für die öffentliche Gesundheit aller Schichten leisten.

APPENDIX

APPENDIX

DR. STEPHAN SIGRIST

Dr. Stephan Sigrist ist ein interdisziplinärer Stratege und Gründer des Think Tanks W.I.R.E., der in der Schnittstelle zwischen Wissenschaft und Praxis systematisch neue Entwicklungen, Trends und Technologien analysiert. Mit seinem Team entwickelt er vorausschauende Lösungen und berät Entscheidungsträger bei der Gestaltung der Zukunft. 2020 hat er die «Future Society Association» lanciert, die das Ziel verfolgt, Wirtschaft und Gesellschaft wieder stärker zu verknüpfen und damit die anstehenden Transformationen in Richtung Kreislaufwirtschaft oder datenbasierter Geschäftsmodelle nachhaltig zu gestalten Er ist Autor zahlreicher Bücher, internationaler Key-Note-Referent und Kurator von Projekten zur räumlichen Vermittlung von Wissen in Zusammenarbeit mit Design und Kunst. Er wurde vom Wirtschaftsmagazin Bilanz als «Digital Shaper» ausgezeichnet, war Stiftungsrat des Schweizerischen Allergiezentrums AHA und Mitglied des Innovationsrates von Innosuisse, der Förderagentur des Bundes für wissenschaftsbasierte Innovation. Aktuell ist er Verwaltungsrat eines Start-ups für ein digitales Mobilitätsnetzwerk und in unterschiedlichen strategischen Gremien. Neben seinem Molekularbiologie-Studium an der ETH Zürich und einer Dissertation am Collegium Helveticum war er in der medizinischen Forschung von Roche tätig und arbeitete bei Roland Berger Strategy Consultants und beim Gottlieb Duttweiler Institute. Aufgewachsen in der Innerschweiz, lebte er in London und heute in Zürich.

THINK TANK W.I.R.E.
W.I.R.E. ist ein unabhängiger Think Tank, der seit 2007 die Gestaltung der Zukunft in der Schnittstelle zwischen Wirtschaft, Wissenschaft und Gesellschaft kuratiert. Eine systematische Früherkennung und Analyse relevanter Entwicklungen, Trends und Technologien legt die Basis für die Erarbeitung von langfristigen Strategien und differenzierenden Positionierungen für private und öffentliche Organisationen und deren Entscheidungsträger. Als interdisziplinäre Plattform verknüpft W.I.R.E. Erkenntnisse und Menschen aus unterschiedlichen Branchen und Themenfeldern entgegen der zunehmenden Fragmentierung. Die thematische Expertise konzentriert sich dabei auf Folgen der digitalen Transformation, Nachhaltigkeit oder die veränderten Bedingungen der Arbeitswelt mit Fokus auf Life Sciences und Gesundheit, Finanzdienstleistungen, Immobilien, Medien oder Retail. Bei der Vermittlung von Wissen und Erlebnissen setzt W.I.R.E. auf eine mehrdimensionale Informationsarchitektur als Grundlage für analoge oder hybride Publikationen, Veranstaltungsformate, «Real Life Labs» und Keynotes. Die Basis liefert ein «qualitatives Modellieren» möglicher Szenarien basierend auf wissenschaftlichen Erkenntnissen, aber auch das Entwickeln eigener Theorien und das Inkubieren neuer Konzepte im Umgang mit den noch unbekannten Herausforderungen des 21. Jahrhunderts in der Tradition der Alchemie. Neben einem internationalen Netzwerk von Vordenkern und Entscheidern verfügt W.I.R.E. über Partnerschaften mit führenden Unternehmen, Universitäten und Designern.

Established in year 7 of the 21st century
www.thewire.ch

APPENDIX

INITIALISE

1. World Health Organisation. "Non communicable diseases." Accessed September 27, 2022. https://www.who.int/news-room/fact-sheets/detail/noncommunicable-diseases

2. White, Dan and Wurm, Martin A. "The Economic Consequences of Millennial Health." Accessed September 28, 2022. https://www.bcbs.com/sites/default/files/file-attachments/health-of-america-report/HOA-Moodys-Millennial-10-30.pdf

3. Wang Y, Wang L, Qu W. "New national data show alarming increase in obesity and noncommunicable chronic diseases in China." European Journal of Clinical Nutrition. 2017; 71(1) Pages 149-150. DOI:10.1038/ejcn.2016.171

4. Lelieveld J, Pozzer A, Pöschl U, Fnais M, Haines A, Munzel T. "Loss of life expectancy from air pollution compared to other risk factors: A worldwide perspective." Cardiovascular research. Volume 116, Issue 11 (September 2020) Pages 1910-1917 DOI:10.1093/cvr/cvaa025

5. Popkin BM, Du S, Green WD, et al. "Individuals with obesity and COVID-19: A global perspective on the epidemiology and biological relationships." Obesity Reviews. (November 2020) 21(11):e13128. DOI:10.1111/obr.13128

UNDERSTAND

1. Anand P, Kunnumakkara A, Kunnumakkara A, et al. "Cancer is a Preventable Disease that Requires Major Lifestyle Changes." Pharmaceutical research. (September 2008) 25:2097-2116. DOI:10.1007/s11095-008-9661-9

2. Lee IM, Shiroma EJ, Lobelo F, Puska P, Blair SN, Katzmarzyk PT. "Impact of Physical Inactivity on the World's Major Non-Communicable Diseases." The Lancet. (July 2012) 380(9838):219-229. DOI:10.1016/S0140-6736(12)61031-9

3. Ezzati M, Lopez AD, Rodgers A, Murray CJL, eds. "Comparative Quantification of Health Risks. Global & Regional Burden of Disease Attributable to Selected Major Risk Factors."vVol 1. Geneva: World Health Organization, 2004. 731-883

4. GBD 2015 Tobacco Collaborators. "Smoking prevalence and attributable disease burden in 195 countries and territories, 1990-2015: a systematic analysis from the Global Burden of Disease Study 2015." The Lancet. (April 2017) 389(10082):1885-1906. DOI:10.1016/S0140-6736(17)30819-X

5. Less in-person social interaction with peers among U.S. adolescents in the 21st century and links to loneliness - Jean M. Twenge, Brian H. Spitzberg, W. Keith Campbell, 2019. Accessed September 27, 2022. https://journals.sagepub.com/doi/abs/10.1177/0265407519836170

6. U.K. Kids Spend Less Time Outside Than Prison Inmates: Study. Time. Accessed September 27, 2022. https://time.com/4272459/u-k-kids-spend-less-time-outside-than-prison-inmates-study-says/

7. Dolgin E. The myopia boom. Nature. 2015; 519(7543):276-278. doi:10.1038/519276a

8. Why the world is becoming more allergic to food. BBC News. https://www.bbc.com/news/health-46302780. Published September 13, 2019. Accessed October 6, 2022.

9. Stanley-Becker, I. (2019) "Australian researcher finds "horns" growing on young people's skulls, and phones could be to blame." The Washington Post, June 20. 2019 - Google Suche. Accessed September 27, 2022. https://www.washingtonpost.com/nation/2019/06/20/horns-are-growing-young-peoples-skulls-phone-use-is-blame-research-suggests/

10. Walker, M. Why we sleep: Unlocking the power of sleep and dreams. New York: Simon and Schuster, 2017

11. Tobaldini E, Costantino G, Solbiati M, et al. Sleep, sleep deprivation, autonomic nervous system and cardiovascular diseases. Neurosci Biobehav Rev. 2017; 74(Pt B):321-329. doi:10.1016/j.neubiorev.2016.07.004

12. Holt-Lunstad J, Smith TB, Baker M, Harris T, Stephenson D. Loneliness and social isolation as risk factors for mortality: a meta-analytic review. Perspect Psychol Sci. 2015; 10(2):227-237. doi:10.1177/1745691614568352

13. Landeiro, F., Barrows, P., Musson, E. N., Gray, A. M., & Leal, J. "Reducing social isolation and loneliness in older people: a systematic review protocol." BMJ open, (May 2017) 7(5), e013778. DOI: 10.1136/bmjopen-2016-013778

14. Social prescribing: why patients are sent for gardening, art and dance. Accessed September 27, 2022. https://inews.co.uk/news/health/social-prescribing-doctors-patients-art-gardening-dance-299783

15. Landrigan PJ, Fuller R, Acosta NJR, et al. The Lancet Commission on pollution and health. The Lancet. 2018;391(10119):462-512. doi:10.1016/S0140-6736(17)32345-0

16. GBD 2017 Disease and Injury Incidence and Prevalence Collaborators. Global, regional, and national incidence, prevalence, and years lived with disability for 354 diseases and injuries for 195 countries and territories, 1990-2017: a systematic analysis for the Global Burden of Disease Study 2017. The Lancet. 2018;392(10159):1789-1858. doi:10.1016/S0140-6736(18)32279-7

17. Twilley N. The Hidden Air Pollution in Our Homes. The New Yorker. Published online April 1, 2019. Accessed September 27, 2022. https://www.newyorker.com/magazine/2019/04/08/the-hidden-air-pollution-in-our-homes

18. Münzel T, Schmidt FP, Steven S, Herzog J, Daiber A, Sørensen M. Environmental Noise and the Cardiovascular System. J Am Coll Cardiol. 2018; 71(6):688-697. doi:10.1016/j.jacc.2017.12.015

19. Nighttime environmental noise and semen quality: A single fertility center cohort study. PLOS ONE. Accessed September 27, 2022. https://journals.plos.org/plosone/article?id=10.1371/journal.pone.0240689

20. Noncommunicable Diseases Progress Monitor 2017. Accessed September 27, 2022. https://www.who.int/publications-detail-redirect/9789241513029

21. Noncommunicable Diseases Progress Monitor 2017

22. Non communicable diseases. Accessed September 28, 2022. https://www.who.int/news-room/fact-sheets/detail/noncommunicable-diseases

23. CGHE. NCD facts and figures. GACD. Accessed September 27, 2022. https://www.gacd.org/about/what-we-do/what-are-ncds/key-facts-and-figures

24. Bray F, Ferlay J, Soerjomataram I, Siegel RL, Torre LA, Jemal A. Global cancer statistics 2018: GLOBOCAN estimates of incidence and mortality worldwide for 36 cancers in 185 countries. CA Cancer J Clin. 2018; 68(6):394-424. doi:10.3322/caac.21492

25. Lin L, Yan L, Liu Y, Yuan F, Li H, Ni J. Incidence and death in 29 cancer groups in 2017 and trend analysis from 1990 to 2017 from the Global Burden of Disease Study. J Hematol Oncol. 2019; 12(1):96. doi:10.1186/s13045-019-0783-9

26. Worldwide cancer data | World Cancer Research Fund International. WCRF International. Accessed October 6, 2022. https://www.wcrf.org/cancer-trends/worldwide-cancer-data/

27. Stenger M. Global Burden of Cancer From 2010 to 2019 - The ASCO Post. Accessed October 6, 2022. https://ascopost.com/news/january-2022/global-burden-of-cancer-from-2010-to-2019/

28. Global Burden of Cancer From 2010 to 2019

29. Sung H, Ferlay J, Siegel RL, et al. Global Cancer Statistics 2020: GLOBOCAN Estimates of Incidence and Mortality Worldwide for 36 Cancers in 185 Countries. *CA Cancer J Clin.* 2021;71(3):209-249. doi:10.3322/caac.21660

30. This is the source: Health Risks of Smoking Tobacco. Accessed October 6, 2022. https://www.cancer.org/healthy/stay-away-from-tobacco/health-risks-of-tobacco/health-risks-of-smoking-tobacco.html

31. Obesity and Cancer Fact Sheet - NCI. Published April 13, 2022. Accessed October 6, 2022. https://www.cancer.gov/about-cancer/causes-prevention/risk/obesity/obesity-fact-sheet

32. Global, regional, and national age-sex specific mortality for 264 causes of death, 1980–2016: a systematic analysis for the Global Burden of Disease Study 2016 - *The Lancet*. Accessed September 27, 2022. https://www.thelancet.com/journals/lancet/article/PIIS0140-6736(17)32152-9/fulltext

33. Every-Heart-Counts.pdf. Accessed September 27, 2022. https://www.cdc.gov/globalhealth/infographics/pdf/Every-Heart-Counts.pdf

34. Cardiovascular diseases (CVDs) are the leading cause of death globally, with an estimated 17.9 million lives each year. Source: Cardiovascular diseases. Accessed October 6, 2022. https://www.who.int/health-topics/cardiovascular-diseases

35. Cardiovascular disease burden - PAHO/WHO | Pan American Health Organization. Accessed October 6, 2022. https://www.paho.org/en/enlace/cardiovascular-disease-burden

36. Saeedi P, Petersohn I, Salpea P, et al. Global and regional diabetes prevalence estimates for 2019 and projections for 2030 and 2045: Results from the International Diabetes Federation Diabetes Atlas, 9th edition. Diabetes Research and Clinical Practice. 2019;157:107843. doi:10.1016/j.diabres.2019.107843

37. Global and regional diabetes prevalence estimates for 2019 and projections for 2030 and 2045: Results from the International Diabetes Federation Diabetes Atlas

38. Health Promotion Knowledge Gateway. Accessed September 27, 2022. https://knowledge4policy.ec.europa.eu/health-promotion-knowledge-gateway_en

39. Saeedi P, Petersohn I, Salpea P, et al. Global and regional diabetes prevalence estimates for 2019 and projections for 2030 and 2045: Results from the International Diabetes Federation Diabetes Atlas, 9th edition. Diabetes Research and Clinical Practice. 2019;157:107843. doi:10.1016/j.diabres.2019.107843

40. Watts M. The UK is the fattest country in Europe. The number of obese adults is forecast to rise by 73% over the next 20 years from to 26 million people, resulting in more than a million extra cases of type 2 diabetes, heart disease and cancer. Diabetes. Published September 8, 2022. Accessed October 6, 2022. https://www.diabetes.co.uk/diabetes-and-obesity.html

41. Viegi G, Maio S, Fasola S, Baldacci S. Global Burden of Chronic Respiratory Diseases. J Aerosol Med Pulm Drug Deliv. 2020;33(4):171-177. doi:10.1089/jamp.2019.1576

42. Global Burden of Chronic Respiratory Diseases

43. Labaki WW, Han MK. Chronic Respiratory Diseases: A Global View. Lancet Respir Med. 2020;8(6):531 533. doi:10.1016/S2213-2600(20)30157-0

44. What Causes COPD. Accessed September 28, 2022. https://www.lung.org/lung-health-diseases/lung-disease-lookup/copd/what-causes-copd

45. Nicholson A, Kuper H, Hemingway H. Depression as an aetiologic and prognostic factor in coronary heart disease: a meta-analysis of 6362 events among 146 538 participants in 54 observational studies. *Eur Heart J.* 2006; 27(23):2763-2774. doi:10.1093/eurheartj/ehl338

46. Mental disorders. Accessed October 6, 2022. https://www.who.int/news-room/fact-sheets/detail/mental-disorders

47. Nochaiwong S, Ruengorn C, Thavorn K, et al. Global prevalence of mental health issues among the general population during the coronavirus disease-2019 pandemic: a systematic review and meta-analysis. Sci Rep. 2021;11:10173. doi:10.1038/s41598-021-89700-8

48. Global, regional, and national burden of 12 mental disorders in 204 countries and territories, 1990–2019: a systematic analysis for the Global Burden of Disease Study 2019. The Lancet Psychiatry. 2022;9(2):137-150. doi:10.1016/S2215-0366(21)00395-3

49. Adolescent mental health. Accessed September 27, 2022. https://www.who.int/news-room/fact-sheets/detail/adolescent-mental-health

50. Musculoskeletal health. Accessed October 6, 2022. https://www.who.int/news-room/fact-sheets/detail/musculoskeletal-conditions

51. Adolescent mental health

52. Global RA Network " About Arthritis and RA. Accessed September 27, 2022. https://globalranetwork.org/project/disease-info/

53. Food Allergy | World Allergy Organization. Accessed October 6, 2022. https://www.worldallergy.org/education-and-programs/education/allergic-disease-resource-center/professionals/food-allergy

54. FSNS. Current and Future Status of Food Allergens. Food Safety Net Services. Published May 9, 2022. Accessed October 6, 2022. https://fsns.com/2022/05/09/current-and-future-status-of-food-allergens/

55. Heredity as a risk factor in allergic reactions. Health24. Accessed October 6, 2022. https://www.news24.com/health24/medical/allergy/kids-and-allergies/heredity-as-a-risk-factor-in-allergic-reactions-20120721

56. Ziska L, Knowlton K, Rogers C, et al. Recent warming by latitude associated with increased length of ragweed pollen season in central North America. *Proc Natl Acad Sci USA.* 2011;108(10):4248-4251. doi:10.1073/pnas.1014107108

57. Feigin VL, Vos T. Global Burden of Neurological Disorders: From Global Burden of Disease Estimates to Actions. *Neuroepidemiology.* 2019;52(1-2):1-2. doi:10.1159/000495197

58. Carroll WM. The global burden of neurological disorders. *The Lancet Neurol.* 2019; 18(5):418-419. doi:10.1016/S1474-4422(19)30029-8

59. Brown RC, Lockwood AH, Sonawane BR. Neurodegenerative Diseases: An Overview of Environmental Risk Factors. *Environ Health Perspect.* 2005;113(9):1250-1256. doi:10.1289/ehp.7567

APPENDIX

60 Global health estimates: Leading causes of DALYs. Accessed September 27, 2022. https://www.who.int/data/gho/data/themes/mortality-and-global-health-estimates/global-health-estimates-leading-causes-of-dalys

61 Hou Y, Dan X, Babbar M, et al. Ageing as a risk factor for neurodegenerative disease. *Nat Rev Neurol*. 2019; 15(10):565-581. doi:10.1038/s41582-019-0244-7

62 Carroll WM. The global burden of neurological disorders. *The Lancet Neurol*. 2019; 18(5):418-419. doi:10.1016/S1474-4422(19)30029-8

63 Levine H, Jørgensen N, Martino-Andrade A, et al. Temporal trends in sperm count: a systematic review and meta-regression analysis. *Hum Reprod Update*. 2017;23(6):646-659. doi:10.1093/humupd/dmx022

64 Holden BA, Fricke TR, Wilson DA, et al. Global Prevalence of Myopia and High Myopia and Temporal Trends from 2000 through 2050. *Ophthalmology*. 2016; 123(5):1036-1042. doi:10.1016/j.ophtha.2016.01.006

65 Global Prevalence of Myopia and High Myopia and Temporal Trends from 2000 through 2050

66 What does the global decline of the fertility rate look like? World Economic Forum. Accessed October 6, 2022. https://www.weforum.org/agenda/2022/06/global-decline-of-fertility-rates-visualised/

67 Ang C. Mapped: Each Region's Median Age Since 1950. Visual Capitalist. Published July 10, 2020. Accessed October 6, 2022. https://www.visualcapitalist.com/median-age-changes-since-1950/

68 Addressing thyroid disorders with inclusive NCD agendas. NCD Alliance. Published June 29, 2022. Accessed September 27, 2022. https://ncdalliance.org/news-events/blog/addressing-thyroid-disorders-with-inclusive-ncd-agendas

69 Skakkebæk NE, Lindahl-Jacobsen R, Levine H, et al. Environmental factors in declining human fertility. *Nat Rev Endocrinol*. 2022; 18(3):139-157. doi:10.1038/s41574-021-00598-8

70 Duntas L, Amino N, Hay I, et al. Thyroid disorders, noncommunicable diseases that gravely impact public health: a commentary and statement by the Advisory Board of the World Thyroid Federation. *Thyroid*. 2012; 22(6):566-567. doi:10.1089/thy.2012.0153

71 Bundesamt für Lebensmittelsicherheit und Veterinärwesen (2019) Zugesetzter Zucker in Joghurt und Frühstückscerealien auf dem Schweizer Markt. - Google Suche. Accessed September 28, 2022. https://www.blv.admin.ch/blv/de/home/lebensmittel-und-ernaehrung/ernaehrung/produktzusammensetzung/zuckerreduktion/joghurts-und-fruehstueckscerealien.html

72 Agricultural SWC of, Human, Sciences NR. New technology helps reduce salt, keep flavor. WSU Insider. Accessed September 28, 2022. https://news.wsu.edu/press-release/2020/03/03/new-technology-helps-reduce-salt-keep-flavor/

73 Wicaksono I, Tucker CI, Sun T, et al. A tailored, electronic textile conformable suit for large-scale spatiotemporal physiological sensing in vivo. *npj Flexible Electronics*. 2020; 4(1):5. doi:10.1038/s41528-020-0068-y

74 Sallis JF, Cerin E, Conway TL, et al. Physical activity in relation to urban environments in 14 cities worldwide: a cross-sectional study. *The Lancet*. 2016; 387(10034):2207-2217. doi:10.1016/S0140-6736(15)01284-2

75 Press release Belfius mobility platform Blockchain 10 09 2018.pdf. Accessed September 27, 2022. https://www.twikey.com/press/Press%20release%20Belfius%20mobility%20platform%20Blockchain%2010%2009%202018.pdf

76 vit1963-vitality-white-paper-web-0116.pdf. Accessed September 27, 2022. https://www.aia.com/content/dam/group/en/docs/vitality/vit1963-vitality-white-paper-web-0116.pdf

77 Check out suite EN. Skärmhjälpen. Accessed September 27, 2022. https://skarmhjalpen.se/checkoutsuite-en/

78 The effects of banning advertising in junk food markets. CEPR. Accessed September 28, 2022. https://cepr.org/voxeu/columns/effects-banning-advertising-junk-food-markets

79 Tencent employs facial recognition to detect minors in top-grossing mobile game Honour of Kings. South China Morning Post. Accessed September 27, 2022. https://www.scmp.com/tech/big-tech/article/2166447/tencent-employs-facial-recognition-detect-minors-top-grossing-mobile

ANTICIPATE

1 Ageing and health. Accessed September 27, 2022. https://www.who.int/news-room/fact-sheets/detail/ageing-and-health

2 Avolainen I, Oksanen A, Kaakinen M, Sirola A, Paek HJ. The Role of Perceived Loneliness in Youth Addictive Behaviors: Cross-National Survey Study. *JMIR Ment Health*. 2020;7(1):e14035. doi:10.2196/14035

3 de Beer J, Bardoutsos A, Janssen F. Maximum human lifespan may increase to 125 years. *Nature*. 2017;546(7660):E16-E17. doi:10.1038/nature22792

4 Das P, Zhu M, McLaughlin L, Bilgrami Z, Milanaik RL. Augmented Reality Video Games: New Possibilities and Implications for Children and Adolescents. *Multimodal Technologies and Interaction*. 2017;1(2):8. doi:10.3390/mti1020008

5 Unless nations act, air pollution deaths will double by 2050, study concludes. Accessed October 9, 2022. https://www.science.org/content/article/unless-nations-act-air-pollution-deaths-will-double-2050-study-concludes

6 Sanajou S, Şahin G, Baydar T. Aluminium in cosmetics and personal care products. *J Appl Toxicol*. 2021;41(11):1704-1718. doi:10.1002/jat.4228

7 Münzel T, Sørensen M, Gori T, et al. Environmental stressors and cardiometabolic disease: part II-mechanistic insights. *Eur Heart J*. 2017; 38(8):557-564. doi:10.1093/eurheartj/ehw294

8 Landrigan PJ, Fuller R, Acosta NJR, 9et al. The Lancet Commission on pollution and health. *The Lancet*. 2018;391(10119):462-512. doi:10.1016/S0140-6736(17)32345-0

CONNECT

1 Avolainen I, Oksanen A, Kaakinen M, Sirola A, Paek HJ. The Role of Perceived Loneliness in Youth Addictive Behaviors: Cross-National Survey Study. *JMIR Ment Health*. 2020;7(1):e14035. doi:10.2196/14035

2 Netflix user binge-watched The Office non-stop in a week. *Daily Mail Online*. Accessed September 27, 2022. https://www.dailymail.co.uk/femail/article-5172881/Netflix-user-binge-watched-Office-non-stop-week.html

3 Mitchell JM, Bogenschutz M, Lilienstein A, et al. MDMA-assisted therapy for severe PTSD: a randomized, double-blind, placebo-controlled phase 3 study. *Nat Med*. 2021; 27(6):1025-1033. doi:10.1038/s41591-021-01336-3

4 Rich EL, Wallis JD. Decoding subjective decisions from orbitofrontal cortex. *Nat Neurosci*. 2016; 19(7):973-980. doi:10.1038/nn.4320

WEITERFÜHRENDE LITERATUR

INITIALISE

Katz DL, Frates EP, Bonnet JP, Gupta SK, Vartiainen E, Carmona RH. "Lifestyle as Medicine: The Case for a True Health Initiative." *American Journal of Health Promotion.* 2018; 32 (6): 1452-1458. DOI:10.1177/0890117117705949

Price, Catherine. "Putting Down Your Phone May Help You Live Longer" The New York Times. Accessed September 27, 2022. https://www.nytimes.com/2019/04/24/well/mind/putting-down-your-phone-may-help-you-live-longer.html

Kluge HHP, Wickramasinghe K, Rippin HL, et al. "Prevention and control of non-communicable diseases in the COVID-19 response." The Lancet. Volume 395, Issue 10238 (May 2020) Pages1678-1680. DOI:10.1016/S0140-6736(20)31067-9

McLaughlin J, Kipping R, Owen-Smith A, et al. "What effect have NHS commissioners' policies for body mass index had on access to knee replacement surgery in England? An interrupted time series analysis from the National Joint Registry." PLoS One. (June 2022) 17(6):e0270274. DOI:10.1371/journal.pone.0270274

UNDERSTAND

Schnabel L, Kesse-Guyot E, Allès B, et al. "Association Between Ultraprocessed Food Consumption and Risk of Mortality Among Middle-aged Adults in France." JAMA Internal Medicine. (April 2019) 179(4):490-498. DOI:10.1001/jamainternmed.2018.7289

Lear SA, Hu W, Rangarajan S, et al. The effect of physical activity on mortality and cardiovascular disease in 130 000 people from 17 high-income, middle-income, and low-income countries: the PURE study. *The Lancet.* 2017; 390(10113):2643-2654. doi:10.1016/S0140-6736(17)31634-3

Thomas H, Diamond J, Vieco A, et al. "Global Atlas of Cardiovascular Disease 2000-2016: The Path to Prevention and Control." *Global Heart.* (September 2018) 13(3):143-163. DOI:10.1016/j.gheart.2018.09.511

Afshin A, Sur P, Fay K, et al. "Health effects of dietary risks in 195 countries, 1990-2017: a systematic analysis for the Global Burden of Disease Study 2017." The Lancet. (May 2019) 393:1958-1972. DOI:10.1016/S0140-6736(19)30041-8

Forouhi N, Unwin N. "Global diet and health: old questions, fresh evidence, and new horizons." *The Lancet.* (April 2019) 393. DOI:10.1016/S0140-6736(19)30500-8

Patel A, Bernstein L, Deka A, et al. "Leisure Time Spent Sitting in Relation to Total Mortality in a Prospective Cohort of US Adults." *American journal of epidemiology.* (August 2010) 172:419-429. DOI:10.1093/aje/kwq155

Myers J, McAuley P, Lavie CJ, Despres JP, Arena R, Kokkinos P. "Physical activity and cardiorespiratory fitness as major markers of cardiovascular risk: their independent and interwoven importance to health status." *Progress in Cardiovascular Diseases.* (September 2015) 57(4):306-314. DOI:10.1016/j.pcad.2014.09.011

Ding D, Buskirk JV, Nguyen B, et al. "Physical activity, diet quality and all-cause cardiovascular disease and cancer mortality: a prospective study of 346 627 UK Biobank participants." *British Journal of Sports Medicine.* Published online July 8, 2022. DOI:10.1136/bjsports-2021-105195

Klemm, Natascha. "Sport und Ernährung – was ist wichtiger für deine Gesundheit?" Foodspring Magazine. Accessed September 27, 2022. https://www.foodspring.ch/magazine/sport-und-ernaehrung-wechselwirkung

Glantz SA, Bareham DW. E-Cigarettes: Use, Effects on Smoking, Risks, and Policy Implications. *Annu Rev Public Health.* 2018; 39:215-235. doi:10.1146/annurev-publhealth-040617-013757

Risk thresholds for alcohol consumption: combined analysis of individual-participant data for 599 912 current drinkers in 83 prospective studies - The Lancet. Accessed September 27, 2022. https://www.thelancet.com/journals/lancet/article/PIIS0140-6736(18)30134-X/fulltext.

Bagnardi V, Rota M, Botteri E, et al. Alcohol consumption and site-specific cancer risk: a comprehensive dose-response meta-analysis. *Br J Cancer.* 2015; 112(3):580-593. doi:10.1038/bjc.2014.579.

Moore THM, Zammit S, Lingford-Hughes A, et al. Cannabis use and risk of psychotic or affective mental health outcomes: a systematic review. *The Lancet.* 2007; 370(9584):319-328. doi:10.1016/S0140-6736(07)61162-3.

Pape H, Rossow I, Brunborg GS. Adolescents drink less: How, who and why? A review of the recent research literature. *Drug Alcohol Rev.* 2018; 37 Suppl 1:S98-S114. doi:10.1111/dar.12695.

alkohol_koerper.pdf. Accessed September 27, 2022. https://www.suchtschweiz.ch/fileadmin/user_upload/DocUpload/alkohol_koerper.pdf

Xie Y, Szeto G, Dai J. Prevalence and risk factors associated with musculoskeletal complaints among users of mobile handheld devices: A systematic review. *Appl Ergon.* 2017;59(Pt A):132-142. doi:10.1016/j.apergo.2016.08.020

Afifi T, Zamanzadeh N, Harrison K, Callejas A. WIRED: The impact of media and technology use on stress (cortisol) and inflammation (interleukin IL-6) in fast paced families". *Computers in Human Behavior.* 2018; 81:265-273. doi:10.1016/j.chb.2017.12.010

Chun JW, Choi J, Cho H, et al. Role of Frontostriatal Connectivity in Adolescents With Excessive Smartphone Use. *Frontiers in Psychiatry.* 2018; 9. Accessed September 27, 2022. https://

Wood B, Rea MS, Plitnick B, Figueiro MG. Light level and duration of exposure determine the impact of self-luminous tablets on melatonin suppression. *Appl Ergon.* 2013; 44(2):237-240. doi:10.1016/j.apergo.2012.07.008

Stiglic Hribernik N, Viner R. Effects of screentime on the health and well-being of children and adolescents: a systematic review of reviews. *BMJ Open.* 2019; 9:e023191. doi:10.1136/bmjopen-2018-023191

Bianchi A, Phillips JG. Psychological predictors of problem mobile phone use. *Cyberpsychol Behav.* 2005; 8(1):39-51. doi:10.1089/cpb.2005.8.39

Meshi D, Elizarova A, Bender A, Verdejo-Garcia A. Excessive social media users demonstrate impaired decision making in the Iowa Gambling Task. *J Behav Addict.* 2019; 8(1):169-173. doi:10.1556/2006.7.2018.138

Panova T, Carbonell X. Is smartphone addiction really an addiction? *J Behav Addict.* 2018; 7(2):252-259. doi:10.1556/2006.7.2018.49

Hunt MG, Marx R, Lipson C, Young J. No More FOMO: Limiting Social Media Decreases Loneliness and Depression. *Journal of Social and Clinical Psychology.* 2018;37(10):751-768. doi:10.1521/jscp.2018.37.10.751

Vries S de, Verheij RA, Groenewegen PP, Spreeuwenberg P. Natural environments - healthy environments? An exploratory analysis of the relationship between greenspace and health. *Environment and Planning A.* 2003; 35(10):1717-1731. doi:10.1068/a35111

Lingham G, MacKey DA, Lucas R, Yazar S. How does spending time outdoors protect against myopia? A review. *British Journal of Ophthalmology.* 2020; 104(5):593-599. doi:10.1136/bjophthalmol-2019-314675

Nutt D, Wilson S, Paterson L. Sleep disorders as core symptoms of depression. *Dialogues Clin Neurosci.* 2008; 10(3):329-336

Scott AJ, Webb TL, Rowse G. Does improving sleep lead to better mental health? A protocol for a meta-analytic review of randomised controlled trials. *BMJ Open.* 2017;7 (9):e016873. doi:10.1136/bmjopen-2017-016873

APPENDIX

Grønli J, Byrkjedal IK, Bjorvatn B, Nødtvedt Ø, Hamre B, Pallesen S. Reading from an iPad or from a book in bed: the impact on human sleep. A randomized controlled crossover trial. *Sleep Med.* 2016;21:86-92. doi:10.1016/j.sleep.2016.02.006

Clark ME. Meaningful Social Bonding as a Universal Human Need. In: Burton J, ed. *Conflict: Human Needs Theory.* The Conflict Series. Palgrave Macmillan UK; 1990:34-59. doi:10.1007/978-1-349-21000-8_3

Alpizar F, Backhaus T, Decker N, et al. *UN Environment Global Chemicals Outlook II - From Legacies to Innovative Solutions: Implementing the 2030 Agenda for Sustainable Development.*; 2019

Ritscher A, Wang Z, Scheringer M, et al. Zürich Statement on Future Actions on Per- and Polyfluoroalkyl Substances (PFASs). *Environ Health Perspect.* 2018;126(8):084502. doi:10.1289/EHP4158

Sunderland, E. M., Hu, X. C., Dassuncao, C., Tokranov, A. K., Wagner, C. C., & Allen, J. G. "A review of the pathways of human exposure to poly-and perfluoroalkyl substances (PFASs) and present understanding of health effects." Journal of exposure science & environmental epidemiology, (March 2019) 29(2), 131-147. DOI: 10.1038/s41370-018-0094-1

Study links synthetic chemicals to liver damage. National Institutes of Health (NIH). Published May 9, 2022. Accessed September 27, 2022. https://www.nih.gov/news-events/nih-research-matters/study-links-synthetic-chemicals-liver-damage

Guo W, Pan B, Sakkiah S, et al. Persistent Organic Pollutants in Food: Contamination Sources, Health Effects and Detection Methods. *Int J Environ Res Public Health.* 2019;16(22):4361. doi:10.3390/ijerph16224361

Air pollution sources — European Environment Agency. Accessed September 27, 2022. https://www.eea.europa.eu/themes/air/air-pollution-sources-1

Kim KH, Kabir E, Kabir S. A review on the human health impact of airborne particulate matter. *Environ Int.* 2015; 74:136-143. doi:10.1016/j.envint.2014.10.005

Keet CA, Keller JP, Peng RD. Long-Term Coarse Particulate Matter Exposure Is Associated with Asthma among Children in Medicaid. *Am J Respir Crit Care Med.* 2018; 197(6):737-746. doi:10.1164/rccm.201706-1267OC

Mahato S, Pal S, Ghosh KG. Effect of lockdown amid COVID-19 pandemic on air quality of the megacity Delhi, India. *Sci Total Environ.* 2020; 730:139086. doi:10.1016/j.scitotenv.2020.139086

Kempen E van, Casas M, Pershagen G, Foraster M. WHO Environmental Noise Guidelines for the European Region: A Systematic Review on Environmental Noise and Cardiovascular and Metabolic Effects: A Summary. *Int J Environ Res Public Health.* 2018;15(2):E379. doi:10.3390/ijerph15020379

Osborne MT, Radfar A, Hassan MZO, et al. A neurobiological mechanism linking transportation noise to cardiovascular disease in humans. *Eur Heart J.* 2020;41(6):772-782. doi:10.1093/eurheartj/ehz820

Grubisic M, Haim A, Bhusal P, et al. Light Pollution, Circadian Photoreception, and Melatonin in Vertebrates. *Sustainability.* 2019; 11(22):6400. doi:10.3390/su11226400

Stevens RG, Zhu Y. Electric light, particularly at night, disrupts human circadian rhythmicity: is that a problem? *Philosophical Transactions of the Royal Society B: Biological Sciences.* 2015; 370(1667):20140120. doi:10.1098/rstb.2014.0120

Kecklund G, Axelsson J. Health consequences of shift work and insufficient sleep. *BMJ.* 2016;355:i5210. doi:10.1136/bmj.i5210

Schernhammer ES, Schulmeister K. Melatonin and cancer risk: does light at night compromise physiologic cancer protection by lowering serum melatonin levels? *Br J Cancer.* 2004; 90(5):941-943. doi:10.1038/sj.bjc.6601626

Fonken LK, Workman JL, Walton JC, et al. Light at night increases body mass by shifting the time of food intake. *Proc Natl Acad Sci USA.* 2010; 107(43):18664-18669. doi:10.1073/pnas.1008734107

Baron KG, Reid KJ, Kern AS, Zee PC. Role of sleep timing in caloric intake and BMI. *Obesity (Silver Spring).* 2011; 19(7):1374-1381. doi:10.1038/oby.2011.100

Diet, nutrition, physical activity and breast cancer. Published online 2017: 124

Uncorrected myopia cost global economy US$244 billion in lost productivity in 2015 | BHVI. https://bhvi.org/. Accessed September 28, 2022. https://bhvi.org/news/uncorrected-myopia-cost-global-economy-us-244-billion-in-lost-productivity-in-2015/

ANTICIPATE

Alotaibi T, Almuhanna R, Alhassan J, Alqadhib E, Mortada E, Alwhaibi R. The Relationship between Technology Use and Physical Activity among Typically-Developing Children. *Healthcare (Basel).* 2020;8(4):488. doi:10.3390/healthcare8040488

Watts N, Amann M, Arnell N, et al.The 2018 report of the Lancet Countdown on health and climate change: shaping the health of nations for centuries to come. *The Lancet.* 2018; 392(10163):2479-2514. doi:10.1016/S0140-6736(18)32594-7

van der Leun JC, de Gruijl FR. Climate change and skin cancer. *Photochem Photobiol Sci.* 2002;1(5):324-326. doi:10.1039/b201025a

Temperature-related changes in airborne allergenic pollen abundance and seasonality across the northern hemisphere: a retrospective data analysis - The Lancet Planetary Health. Accessed September 27, 2022. https://www.thelancet.com/journals/lanplh/article/PIIS2542-5196(19)30015-4/fulltext

Gesund und gut fürs Klima? – Die Illusion vom gesunden Fleischersatz, *Tages-Anzeiger.* Accessed September 28, 2022. https://www.tagesanzeiger.ch/die-illusion-vom-gesunden-fleischersatz-425358064783

CONNECT

How will the main risk factors contribute to the burden of non-communicable diseases under different scenarios by 2050? A modelling study, *PLOS ONE.* Accessed September 27, 2022. https://journals.plos.org/plosone/article?id=10.1371/journal.pone.0231725

Biesiekierski JR, Livingstone KM, Moschonis G. Personalised Nutrition: Updates, Gaps and Next Steps. *Nutrients.* 2019; 11(8):1793. doi:10.3390/nu11081793.

New technology helps reduce salt, keep flavor – WSU Insider. Accessed September 27, 2022. https://news.wsu.edu/press-release/2020/03/03/new-technology-helps-reduce-salt-keep-flavor/

myAir - Nutrition bars - Designed to relieve stress. Accessed September 27, 2022. https://myair.ai/

Miyashita H. Norimaki Synthesizer: Taste Display Using Ion Electrophoresis in Five Gels. In: Association for Computing Machinery; 2020:1-6. doi:10.1145/3334480.3382984

ABKÜRZUNGSLISTE

ADHS:	Aufmerksamkeitsdefizit-Hyperaktivitätsstörung
AR:	Augmented Reality
BLV:	Bundesamt für Lebensmittelsicherheit und Veterinäramt
BMI:	Body-Mass-Index
COPD:	Chronisch obstruktive Atemwegserkrankung
CRD:	Chronische Atemwegserkrankung
DALY:	Behinderungsbereinigte Lebensjahre
GBD:	Globale Belastung durch Krankheit
MSD:	Muskel-Skelett-Erkrankungen
NCD:	Nicht übertragbare Krankheiten (Non-communicable diseases)
PD:	Parkinson-Krankheit
PFAS:	Poly- und Perfluoralkylsubstanzen
POP:	Persistente organische Schadstoffe
VR:	Virtuelle Realität
YLD:	Mit Krankheit gelebte Jahre
YLL:	Verlorene Lebensjahre

APPENDIX

Impressum

Autor
Stephan Sigrist

Beitragende
Josseline Ross
Hein Schellekens
Simone Achermann
Think Tank W.I.R.E.

Layout
Think Tank W.I.R.E.

Illustration
Timo Lenzen (Theses), Think Tank W.I.R.E.

Lektorat
Neidhart + Schön Print AG, Zürich

Papier
Munken Kristall Rough, nach ökologischen
und nachhaltigen FSC-Standards hergestellt

Druck
Neidhart + Schön Print AG, Zürich

Vertrieb im Buchhandel
NZZ Libro
ISBN 978-3-907396-13-1

Auflage
2000

Kontakt
info@thewire.ch

© 2022 Think Tank W.I.R.E.

Disclaimer
Dieses Werk ist urheberrechtlich geschützt. Alle Rechte sind vorbehalten, insbesondere das Recht der Übersetzung, des Nachdrucks, der Vorführung, der Abbildungen und Tabellen, der Funksendung, der Mikroverfilmung und der Vervielfältigung durch andere Verfahren und der Speicherung in Datenverarbeitungsanlagen. Die Vervielfältigung des Werkes oder von Teilen dieses Werkes, auch auszugsweise, ist nur in den Grenzen der gesetzlichen Bestimmungen des Urheberrechtsgesetzes in der jeweils geltenden Fassung zulässig und ist stets vergütungspflichtig. Zuwiderhandlungen unterliegen den strafrechtlichen Bestimmungen des Urheberrechtsgesetzes.

FUTURE SOCIETY ASSOCIATION

Die Future Society Association (FSA) ist eine Initiative zur Neuverknüpfung von Wirtschaft und Gesellschaft mit dem Ziel, die Transformation einer digitalen und nachhaltigen Gesellschaft gemeinsam mit Wirtschaft, Wissenschaft und Politik zu gestalten. Die Basis legt die vorausschauende Identifizierung künftiger gesellschaftlicher Herausforderungen als Ergänzung zum bestehenden Technologiefokus vieler Innovationsprojekte, das Vermitteln von Wissen über neue gesellschaftliche Entwicklungen und das Verknüpfen von Akteuren zur Gestaltung der Gesellschaft von morgen. Ziel ist die Förderung von Geschäftsmodellen und Produkten, die gesellschaftliche Verantwortung integrieren und so langfristiges und stabiles wirtschaftliches Wachstum ermöglichen. Gleichzeitig fördert die FSA neue Perspektiven für eine wünschenswerte Zukunft, da ohne die Partizipation der Bevölkerung weder nachhaltige daten- noch kreislaufbasierte Geschäftsmodelle Akzeptanz finden. Dabei setzt sich die Future Society Association auch für eine zukunftsfähige Positionierung der Schweiz und Europa ein, die abseits der traditionellen Ideologien eine sinnstiftende und integrative Vision ermöglicht, für die sich Menschen unterschiedlicher Altersgruppen, Interessen und Kulturen einsetzen. Die FSA entwickelt dafür Instrumente wie den «Future Society Radar» und strategische Positionierungstools und Benchmarks, die den Partnern helfen sich in der Gesellschaft von morgen zu positionieren. Darüber hinaus veröffentlicht sie Vertiefungspublikationen und Entscheidungsgrundlagen für die breite Bevölkerung und organisiert Veranstaltungen für Inspiration und neue Netzwerke, die dazu beitragen die Gesellschaft als integralen Teil der Wirtschaft und Wissenschaft in den Mittelpunkt zu stellen. Die FSA wurde 2020 durch den Think Tank W.I.R.E. als Non-Profit-Plattform initiiert und wird durch eine Gruppe von vorausschauenden Organisationen und Personen getragen.

www.futuresociety.org

Hauptpartner:

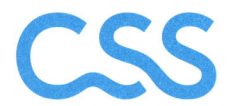

Wissenspartner: